歯科医院の

感染対策
マネジメントブック

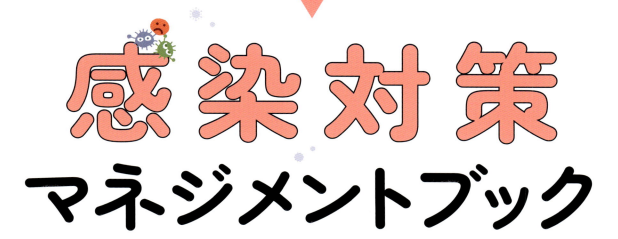

チームで
取り組む　世界基準の
インフェクションコントロール

著　佐野喬祐

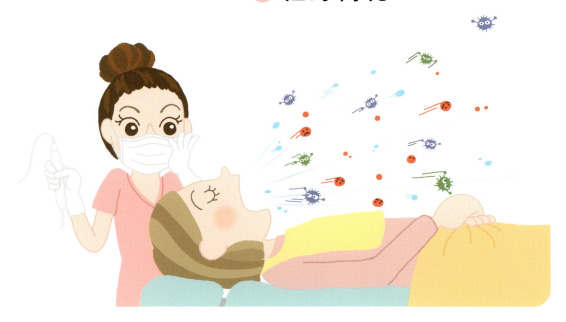

医歯薬出版株式会社

This book is originally published in Japanese
under the title of :

SHIKAIIN NO KANSENTAISAKU MANAGEMENT BOOK
— TEAM DE TORIKUMU SEKAIKIJUN NO INFECTION CONTROL —
(Principles of Infection Control for the Dental Team)

SANO Kyosuke
  E. Dental & Ortho

© 2025 1st ed.

ISHIYAKU PUBLISHERS, INC.
  7-10 Honkomagome 1 chome, Bunkyo-ku,
  Tokyo 113-8612, Japan

はじめに

「感染対策は単なる掃除ではない」．

これは，私がドイツで感染対策の研修に参加した際，最初に教えられたことです．それまでの私は，感染管理に対して漠然とした認識しか持っておらず，掃除や整理整頓と同じようなものだと捉えていましたし，歯科医師は診療のことだけ考えていればいいとも思っていました．この研修中に「感染対策は安全な医療の土台」であることを実感し，それまでの自身の考えの浅さに気づかされ，恥ずかしさを覚えたことを今でも忘れません．

ドイツの RKI（ロベルト・コッホ研究所）ガイドラインは，安全な歯科医療を実現するための大きな助けとなります．この RKI ガイドラインを軸に感染対策を習得していく中で，方法や手順を学ぶだけでは本質を理解したことにはならないのではないだろうか，という疑問を持つようになりました．形だけの対策ではなく，「なぜその対策を行うべきなのか」という根本的な意味を考えることこそが真に効果的な感染対策につながると，今では確信しています．

感染管理は個々の努力だけでは不十分で，院内の全員がチームとして取り組むべき分野です．形だけのルールとして守ればよいのではなく，適切なマネジメントを通じてアップデートと改善に努め，真に効果的な対策にすることが求められます．感染対策の本質を見失わず，「なぜそれが必要なのか（why）」を常に意識しながら，感染という目に見えないものをどのように理解し，対策を講じていくのか，が大切です．

本書ではそうした感染対策の本質をお伝えしつつ，効果的な感染対策を実践するための方法やマネジメントの仕方，有用な器材をご紹介していきます．本書を読まれた皆さんが感染対策に前向きに取り組めるようになっていただければ，望外の喜びです．

それでは感染対策の世界へ出発しましょう．

2025 年 4 月

佐野喬祐

歯科医院の
感染対策マネジメントブック

ーチームで取り組む世界基準のインフェクションコントロールー

Contents

はじめに …………………………………………………………………………… iii

登場人物紹介 ……………………………………………………………………… viii

第1部 インフェクションコントロールを始める前に ………… 1

1章 感染対策で一番大切なこと ………………………………… 2

- インフェクションコントロールって何だろう？ ……………………… 2
- 感染対策を行ううえで大切な3つのM ………………………………… 4
- ヒューマンエラーへの対応 ……………………………………………… 6
- 感染対策はワンチームで！ ……………………………………………… 11
- DR Sから一言 世界の感染対策ガイドライン …………………………… 13

2章 汚染と感染と感染症 ………………………………………… 14

- 汚染とは？ ………………………………………………………………… 14
- 感染の成り立ち …………………………………………………………… 16
- 感染＝発症ではない ……………………………………………………… 17
- スタンダードプリコーションは誰のため？　何のため？ …………… 19
- 4カラーシステム +1 による感染対策 ………………………………… 21

第2部 インフェクションコントロールの実際 ……………… 23

1章 エアロゾル感染対策 …………………………………… 24

- エアロゾルとは？ ……………………………………………… 24
- エアロゾル感染はどのようにして起こる？ …………………… 27
- 防ごう！ 歯科医院でのエアロゾル感染 ……………………… 30
- 最大のエアロゾル対策——サクションシステム …………………… 31
  - 1) サクションシステムとは …………………………………… 31
  - 2) カニューレテクニック …………………………………… 34
- ラバーダム ……………………………………………………… 39
- 個人防護具（personal protective equipment：PPE） ……… 39
- コスパ良し！ 処置前洗口 …………………………………… 40
- 換気 …………………………………………………………… 41

  | DR Sから一言 | 奥が深い配管 ……………………………………… 33
  | DR Sから一言 | 口腔外バキュームについて ……………………… 38

2章 手指衛生 ……………………………………………… 46

- 手指衛生は感染対策の基本！ ………………………………… 46
- 手指衛生 温故知新 …………………………………………… 48
- 医療従事者は病原体の"運び屋" …………………………… 49
- 手指衛生を損ねる行為とは？ ………………………………… 50
- 手指衛生の3つのレベル ……………………………………… 51
- 日常的手洗い ………………………………………………… 52
- 衛生的手指消毒 ……………………………………………… 54
- 外科的手指消毒 ……………………………………………… 58
- グローブをしていれば，手指は安全？ ……………………… 61

| DR Sから一言 | 世界的な手指衛生の課題 ……………………………………… | 47 |
| DR Sから一言 | 手術時の手洗いについて ………………………………………… | 61 |

3章　環境表面のコントロール ………………………………… 64

- 環境表面とは？ ……………………………………………………… 64
- 環境表面は清潔域？　それとも不潔域？ ………………………… 65
- 診療室内の2つの環境表面 ………………………………………… 66
- 環境表面のコントロール …………………………………………… 68
- クリーニング・ディスインフェクションの実際 ………………… 70
  - 1）洗浄 …………………………………………………………… 70
  - 2）消毒 …………………………………………………………… 71
- バリアフィルムは必要？ …………………………………………… 77

DR Sから一言	清潔域と不潔域について ………………………………………	68
DR Sから一言	ECRS（イクルス）の原則 ……………………………………	70
DR Sから一言	ワイプについて …………………………………………………	76
DR Sから一言	環境表面の清拭にスプレーは危険？ …………………………	79

4章　器具の再生処理 ……………………………………………… 80

- 再生処理の考え方 …………………………………………………… 80
- 再生処理器具の分類 ………………………………………………… 81
- 器具の再生処理の流れ ……………………………………………… 83
- 最も重要なステップ：洗浄 ………………………………………… 87
- 洗浄とセットで考えよう：消毒 …………………………………… 90
- なぜ滅菌時には包装が必要なの？ ………………………………… 91
- 滅菌を極めよう！ …………………………………………………… 94
  - 1）学ぶべき滅菌の軌跡 ………………………………………… 95

2）高圧蒸気滅菌器について知ろう！ ……………………………… 97

3）無菌性保証水準と滅菌保証 ……………………………………… 100

■ **器具の再生処理に登場した器材について** ……………………………… 106

1）薬液 ……………………………………………………………… 106

2）超音波洗浄機 …………………………………………………… 107

3）ウォッシャーディスインフェクター ………………………… 108

4）歯科用ハンドピース再生処理機器 …………………………… 109

5）ヒートシーラー ………………………………………………… 110

6）高圧蒸気滅菌器 ………………………………………………… 111

`DR Sから一言` 器具の再生処理の歴史 ……………………………… 81

`DR Sから一言` 用手洗浄を行う際にお勧めのスポンジ ……………… 89

`DR Sから一言` 再生処理室の考え方 ……………………………… 112

5章　排水路・印象体への対応 ……………………………………… 114

■ **手遅れにならないうちに始めたい！　排水路の管理** ………………… 114

■ **水路の敵はバイオフィルム** ……………………………………………… 116

■ **排水路の洗浄・消毒** ……………………………………………………… 118

■ **ラボで取り扱う物の洗浄・消毒** ………………………………………… 121

`DR Sから一言` 機械室には何がある？ …………………………… 121

おわりに ……………………………………………………………………… 124

索引 …………………………………………………………………………… 125

表紙・ページデザイン：株式会社アクティナワークス
イラスト：あべ ゆきこ
写真撮影：中野昭夫（中野スタジオ）

本書の登場人物

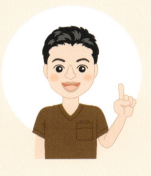

DR S
ドイツをはじめとした欧米各国で感染対策の研修を受け，自身の歯科医院で実践している歯科医師

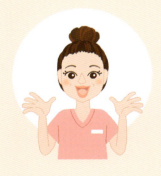

DH カオリ
DR S の友人の歯科医院から感染対策を学びに来ている新人歯科衛生士

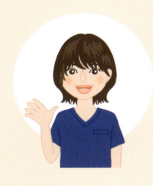

DH アヤカ
DR S の歯科医院で感染対策の主任を務める歯科衛生士

第1部

インフェクションコントロールを始める前に

1章 感染対策で一番大切なこと

2章 汚染と感染と感染症

- 私たちはなぜ感染対策をしなければならないのでしょう？
- 感染を成立させないためにはどうすればよいのでしょう？
- 感染対策を行うにあたって，チームで取り組むべきことは何でしょう？

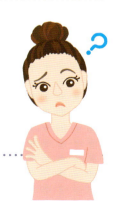

この答えを見つけましょう

第1部
1章 感染対策で一番大切なこと
Philosophy of Infection Control

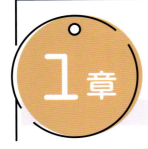

〈 本章の学習ポイント 〉

- 感染対策の本質的な意味は何か？
- 感染対策を正しく実践するうえで，医療者個人および医院に求められることは何か？
- 院内の感染対策においてヒューマンエラーを防ぐにはどうすればよいか？

■ インフェクションコントロールって何だろう？

今日はうちの院長に言われて，感染対策を学びに来ました．よろしくお願いします！　先生はドイツまで研修に行かれたり，文献もたくさん読まれたりしていると聞いたのですが，なぜ感染対策に興味を持たれたんですか？

いや，私も初めから興味を持っていたわけではないんですよ．前の勤め先で，ある日，院長から急に感染対策の責任者を任せると言われて，院内のルールを作ることになったんです．でもその頃は，とりあえず滅菌しておけば大丈夫だろうとか，歯科助手さんに任せておけばいいやとか，本当にテキトーで．これじゃあまずいと思って，勉強し始めました．

海外へ研修に行ったのは，ドイツのRKI（ロベルト・コッホ研究所）など優れたガイドラインがあり，それに基づいた感染対策が一般の歯科医院でも徹底されていて，参考になると思ったからです．

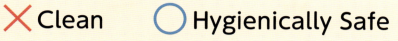

単に清潔にすることではなく，衛生的安全性を確保すること

図1 インフェクションコントロール（感染対策）とは

そうやって学んでいく中で，正しい医療は安全が根底にあってこそ成り立つもので，その安全を担保するのがインフェクションコントロール，すなわち感染対策だと気づかされました．感染対策を行う目的がはっきりし，重要性を認識できたことで，必要なことには費用や人手を割き，無駄は省き，確実に感染をコントロールできるような医院のシステムを作ることができたと思います．
カオリさんには，海外のガイドラインや文献などを基に私の医院で実践している感染対策について，お話ししていきますね．

はい，しっかり勉強して院長に報告します！

では早速ですが，感染対策と言われてカオリさんがイメージするものは何でしょうか？

診療室内をきれいにしたり，使い終わった器具を滅菌したりすることでしょうか？

それも感染対策において大切な作業ですが，覚えておいてほしいのは，私たち医療従事者が行う感染対策は，単に清潔にするということではなく，衛生的安全性を確保するための医療活動であるということです（図1）．
さまざまな患者さんが来院し血液や唾液に曝露される歯科医院は，感染性病原体と接触する可能性の高い場所です．私たちは一丸となって感染をコントロー

ルし，患者さんとスタッフの健康と安全を守らなければなりません．
そのためのすべての作業，知識，システムなどが感染対策に含まれます．器具を滅菌することだけでなく，滅菌が適切に行われているかチェックすることも感染対策ですし，こうやって話を聞いて学ぶことも，自身の体調を整えておくことだって感染対策なんですよ．

私，診療室で何をすればいいのか，何を使えばいいのかを教わるつもりで来たんですけど，感染対策に対する心構えから学ぶ必要がありそう……．

■ 感染対策を行ううえで大切な3つのM

感染対策というとHow toを学ばなければと思う人も多いのですが，なぜ滅菌をするのか，なぜその消毒剤を選ぶのかといったWhyの部分を理解したうえで，医院全体でシステマティックに行っていくことが大切です．
感染対策を行ううえで，私が大切だと思っている3つのMがあります．それはMind（マインド），Method（メソッド），Management（マネジメント）です（図2）．

メソッドとマネジメントは何となくわかりますけど，マインドはどう関係しているのですか？

マインドは，正しいことをしようとする意識のことで，これがすべての土台となります．感染対策の重要性を真に理解し，それを行おうとする意志です．
マネジメントは，目的へ向かって正しいマインドで物事を正しく実行する力のことです．個人レベルでは自己規律とも言い換えられるでしょう．個々のマネジメントが維持されるためには，組織としてのマネジメント，すなわち医院のシステム作りも重要になります．
そして，目的へ到達するためにとるべき手段がメソッドです．この3つのMのどれが欠けても，感染対策は成り立ちません．

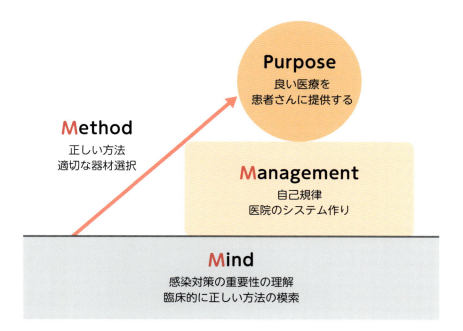

図2 感染対策の本質
Mind（マインド），Method（メソッド），Management（マネジメント）の3つのMが重要．どれか1つでも欠けると，良い医療を患者さんに提供するという目的（Purpose）には到達できない．
健康のために運動するという事例であれば，以下のようになるだろう．
マインド：健康のために何かしたい
メソッド：ジョギング，軽い筋トレ
マネジメント：習慣づけ，正しいトレーニング方法
目的：健康の増進・維持

健康のために運動するとか，歯を長くもたせるためにブラッシングをするとかにも通じる話ですね．運動することは健康にいいとわかっていても，定期的に続けるには自分の心や行動をコントロールしなければならないし，成果を出すには正しいやり方が必要ですものね．

感染対策も同じです．院内のスタッフ全員がマインド，メソッド，マネジメントを身につけ，歯科医院全体でのマネジメントができれば，どの歯科医院にも世界基準の感染対策を定着させることが可能だと思います．
そのためには，院内での意思統一や行動のルールが必要です．欧米にはガイドラインや法律が整備され，それを規範に感染対策が行われている国もありますが，日本では各医院の判断に任されているのが現状です．

それで先生は海外のガイドラインや文献をご自身の医院に合う形に落とし込んで、感染対策を実践されているのですね．

感染対策はそれ自体で収益を上げられるものではないので、そこに費用や人手をかけるかどうかは医院の経営者の考え方によると思います．しかし，良い医療を患者さんに提供するという目的を達成するには、適切な感染対策の下に日々の診療が安心安全に行われることが絶対に必要です．
つまり、土台に安心安全な診療を行うというマインドがあり、良い医療を患者さんに提供するという目的達成のためにさまざまな感染対策（メソッド）があります．それをスムーズに行えるようにするのがマネジメントです．

感染対策への心構えがわかってきました．私も3つのMを意識して取り組みたいと思います！

■ ヒューマンエラーへの対応

ここからは歯科医院全体のマネジメントについてお話ししていきますね．
歯科医院における感染対策では，医療機器，環境，人に対するマネジメントが必要で、中でも、最も大きな問題となるのが人に対するマネジメント、すなわちヒューマンエラー[1]です（図3）．

今はいろいろな作業が機械で便利に行えるようになって、ヒューマンエラーは減っているのでは？

そのような機械も、使うのは人間です．そして、人間にはエラーを引き起こすような行動特性があります（図4）．

「うっかり」とか，「ま，いっか」みたいなことがヒューマンエラーにつながるということですね．

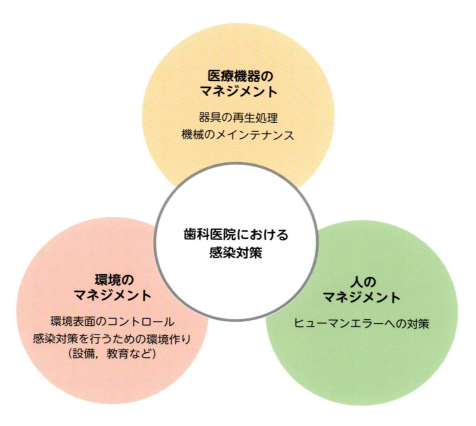

図3 歯科医院における感染対策でマネジメントすべきこと

①錯覚　　　　状況の見誤り，指示の聞き間違い，思い込みなど
②不注意　　　注意を欠いた状態（うっかりミス）
③近道行為
④省略行為　　本来とるべきステップの一部を省くこと

図4 ヒューマンエラーを引き起こす行動特性

そのとおりです．院内感染の多くはヒューマンエラーによるものですから，人間の行動特性を理解し，「人は誰しもミスをする」という前提に立って，ミスが起こりにくい作業環境や作業手順の整備，ミスを事故につなげないシステム作りが感染対策のマネジメントにおいて非常に重要です．
カオリさんは，「ヒヤリハット」という言葉を聞いたことがありますか？

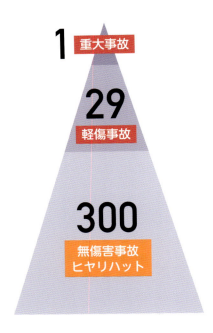

図5 ハインリヒの法則
1件の重大事故の背景には29件の軽傷事故があり，そのさらに背後には300件の無傷害事故（ヒヤリハット）がある

それ，聞いたことあります．ヒヤッとしたりハッとさせられるような小さなミスのことですよね？

そうです．1920年代，アメリカの損害保険会社の安全技師だったハインリヒが，調査データに基づいて「1件の重大事故の背景には29件の軽傷事故があり，そのさらに背後には300件の無傷害事故（ヒヤリハット）がある」と，労働災害における法則を提唱しました[2]（図5）．

医療におけるヒヤリハットは，誤った医療行為が患者に実施される前に発見された事例，医療行為により偶発的事象が生じたものの患者に影響のなかった事例などを指しますが，医療従事者自身に起こりうる事例も含めて考えたほうがいいでしょう．感染対策で言えば，針刺しを起こしそうになったとか，消毒済みのユニットに汚染されたグローブで触れてしまった，などです．

ヒヤリハットはヒューマンエラーによって起こることがほとんどですので，院内での感染拡大という重大な事故を起こさないために，ヒヤリハットを把握し，すぐさま対策をとる必要があります．

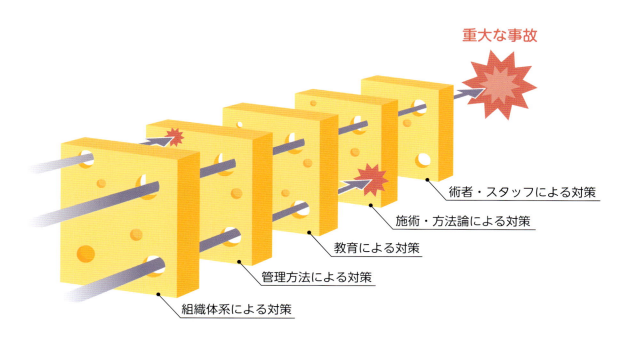

図6 スイスチーズモデル
穴のあいたチーズを何枚も重ねる（多元的な対策をとる）ことによって，重大な事故に至るリスクをマネジメントできる

ヒヤリハットを経験した時，大ごとにならなくてよかったとホッとしていてはいけないのですね．

はい，重大な事故は単独で発生するのではなく複数の事象が連鎖して発生すると，イギリスの心理学者ジェームズ・リーズンは述べています．彼は，小さな穴がたくさんあいているスイスチーズを何枚も重ねることによって穴が貫通しなくなるように，ヒューマンエラーが重大な事故につながるリスクを多元的にマネジメントする「スイスチーズモデル」[3]を提唱しました（図6）．

どのチーズにも穴はあるけれど，大きさが違っていたり，あいている場所が違えば，穴をすり抜けて重大な事故につながることはないということですね．
穴をすり抜けないようにするには，どうすればよいのですか？

それには，ヒューマンエラーがどんなところに生じるのかを知り，それが起こらないようにするための対策を講じる必要があります．ヒューマンエラーを起

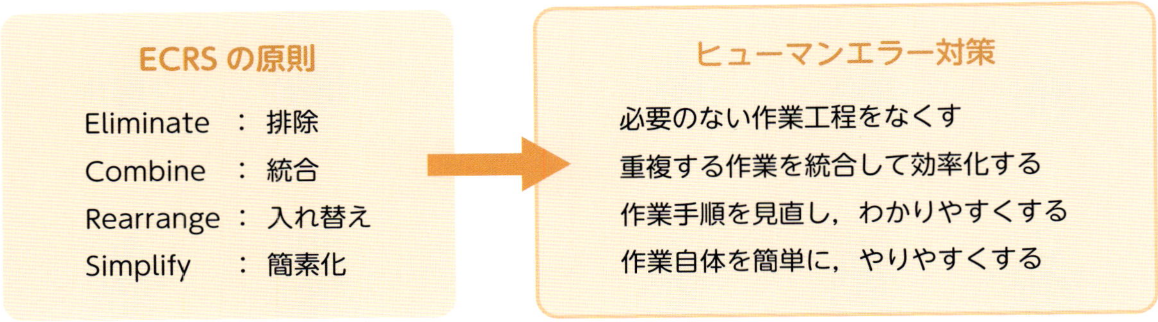

ECRS の原則	ヒューマンエラー対策
Eliminate ： 排除 Combine ： 統合 Rearrange ： 入れ替え Simplify ： 簡素化	必要のない作業工程をなくす 重複する作業を統合して効率化する 作業手順を見直し，わかりやすくする 作業自体を簡単に，やりやすくする

図7 ECRS（イクルス）の原則に基づいたヒューマンエラー対策

こさないようにするための対策としては，さまざまな手法が提唱されていますが，その中から歯科医院の感染対策において大事なポイントを紹介しましょう．

① 偏った権威勾配 [1]

院長とスタッフ，あるいはベテランと新人などの間の力関係を「権威勾配」と言います．この権威勾配がきついと，下の人は上の人に向かって質問や意見を言いづらくなり，自己判断で物事を処理しようとして問題が起こりやすくなります．特に新人教育では習熟度を見ながら段階的に仕事を任せ，質問しやすい雰囲気を作ることが大事です．組織の中でなるべくフラットな人間関係を構築するよう心がけることで，権威勾配による問題は起こりにくくなります．

② シンプルなシステム

作業工程が複雑だと，高確率でヒューマンエラーが起こりやすくなります．必要のない手順は取り除き，シンプルなシステムにすることが理想です．私の医院では，ECRS（イクルス）の原則に従ってシステムを組んでいます（図7，70 ページ参照）．

③ 整理整頓された環境

感染対策を正しく行ううえで，院内の整理整頓は必須です．物が置いてある場所には埃がたまりやすくなり，微生物が付着した埃が舞い上がってそれを吸い込むことが感染につながります．特に，患者さんの治療を行う診療室と，再生処理室内の滅菌済みの器具を扱うエリアは清潔に保ちましょう．

④ ミスを受け止め，許容できる医院に

医療の現場においてミスはあってはならないことで，隠しておきたいと思う人もいるでしょう．ですが，ミスをしない人はいませんし，ミスは学びと改善のチャンスでもあります．

万一，誰かがミスを起こしてしまった時はすぐに院内で共有し，二度とそのミスを起こさないよう全員で対策を考えて前に進むべきです．この時，ミスをしてしまった人を責めるのではなく，誰もがミスをする可能性があるということを心に留めて，寛容に受け止める姿勢も大切です．

■ 感染対策はワンチームで！

感染対策を医院で実践するには，ヒューマンエラーについて全員が理解を深め，エラーが起こらないよう常に改善に努める心構えが大切だということがよくわかりました．

歯科医療は医院全体のチーム力が必要ですが，感染対策も同じです．院長1人では到底できませんし，スタッフ単独でも行えません．

ワンチームで取り組む必要があるということですね！　チーム力を上げるために先生の医院で工夫されていることはありますか？

感染対策は，院内のすべてのスタッフ——歯科医師，歯科衛生士，歯科技工士，歯科助手，受付から清掃員の方までが共通認識の下に作業を行うことが重要です．そのためには，全員の知識が同レベルにあって，作業方法が統一されている必要があります．私の医院では定期的に朝礼やミーティングで情報の共有を行うようにしています（図8）．

感染対策は，ただやり方を知っていればうまくいくというものではありません．なぜそれを行うのか，なぜそれを使うのか，本質を理解する必要がありますので，知識のアップデートや再確認は不可欠です．

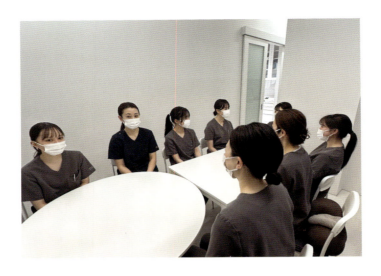

図8 感染対策の知識をアップデートするための院内ミーティング

スタッフ一人ひとりの高い意識と実行力が必要なんですね．

そう，院内のスタッフ全員で力を合わせて取り組んでください！

〈マネジメントの要点〉

- 感染対策を正しく実践するために，医院全体で定期的にミーティングなどを行い，知識や作業内容をアップデートする
- 各医院で感染対策のルールを作成する
- 質問や話し合いのできる職場環境を整備する
- 他者の失敗を許容し，そこから学び，同じ失敗を繰り返さない
- How to よりも Why を大切に

■ References ■
1) 河野龍太郎．実務入門 ヒューマンエラーを防ぐ技術．日本能率協会マネジメントセンター，2006．
2) 厚生労働省．安全衛生キーワード．ハインリッヒの法則（1：29：300 の法則）．職場のあんぜんサイト．https://anzeninfo.mhlw.go.jp/yougo/yougo24_1.html
3) 東京慈恵会医科大学附属病院医療安全管理部，落合和徳，海渡　健（編集）．チームステップス[日本版]医療安全　チームで取り組むヒューマンエラー対策．メジカルビュー社，2012．

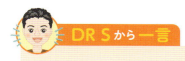
DR S から一言

～世界の感染対策ガイドライン～

● **アメリカ CDC ガイドライン**（Centers for Disease Control and Prevention：疾病管理予防センター）

CDC は，アメリカ国内外問わず人々の健康と安全を保護することを目的として 1946 年に創設された機関です．感染症の予防および管理，健康に関する情報提供，健康増進活動を行っています．歯科に関する感染対策のガイドラインとしては，以下のようなものがあります．
- Guidelines for Infection Control in Dental Health-Care Settings – 2003
- Summary of Infection Prevention Practices in Dental Settings: Basic Expectations for Safe Care
- Guideline for Hand Hygiene in Health-Care Settings – 2002

● **ドイツ RKI ガイドライン**（Robert Koch Institut：ロベルト・コッホ研究所）

RKI は 1891 年に設立されたドイツの連邦政府機関で，名前の由来であるコッホ博士は，結核菌，炭疽菌，コレラ菌を発見した医師・微生物学者です．ドイツでは歯科医院のスタッフや患者さんを感染から守るための法律やそれを詳細化した省令があり，それらを遵守するためのマニュアルとして，科学的根拠に基づく感染対策のガイドラインが策定されました．ヨーロッパを含む 30 以上の国が RKI ガイドラインを参考に感染対策を行っています．本書では RKI のガイドラインを参考に，歯科医療における感染対策をわかりやすく解説していきます．
- https://www.rki.de/DE/Home/home_node.html
- Hygiene Requirements for the Reprocessing of Medical Devices . https://www.rki.de/DE/Themen/Infektionskrankheiten/Krankenhaushygiene/KRINKO/Empfehlungen-der-KRINKO/Basishygiene/Downloads/Hygiene_Requirements_Medical_Devices_2012.pdf?__blob=publicationFile&v=2

● **ドイツ AKI ガイドライン**（Arbeitskreis Instrumenten-Aufbereitung：器械の再生処理に関するワーキンググループ）

AKI は 1976 年にドイツで設立され，医学・歯学・獣医学の分野で使用される機器の安全な再処理に関するノウハウの作成と公開を行っています．AKI のガイドラインは，機器の再処理において何が重要なのかをわかりやすく説明し，実用的なヒントを提供しています．20 数か国語に翻訳され，世界で 40 万部以上発行されています．日本語版もありますので，機器の再生処理を行うにあたってぜひとも参考にしていただきたいガイドラインです．
- AKI．日本医療機器学会 メンテナンスマニュアル出版委員会（翻訳・監修）．歯科用器材の再生処理 器材の性能を長期間維持するために．第 4 版．2017．

第1部

2章 汚染と感染と感染症
Contamination, Infection and Infectious Disease

> 〈本章の学習ポイント〉
> - 汚染，感染，感染症の違いは何か？
> - 感染を成立させないためにはどうすればよいのか？
> - なぜスタンダードプリコーションが大事なのか？

■ 汚染とは？

アヤカさん，さっき先生がヒューマンエラーの話をされた時に「汚染」という言葉が出てきたんですけど，汚染と感染って何が違うんですか？　汚染と言うと，大気汚染とか海洋汚染のイメージなんですけど…….

感染対策の本質を理解するには，「汚染」と「感染」の言葉の意味を把握しておくといいですよ．まず，汚染とはどういう状態を指すのか，考えていきましょう．
「汚染」を英語にすると，カオリさんの言った大気汚染など規模の大きい公害は pollution（ポリューション），特定の環境や物質に異物が混入・付着する意味の場合は contamination（コンタミネーション）と言います（図1）．
たとえば，カオリさんがレストランで食事をしていて，料理に他人の髪の毛が入っていたとしたら，ちょっと嫌な気持ちになりますよね？　これがコンタミネーションです．コンタミネーションには望ましくないもの，目的とは異なるものが付いたり入り込んだりするという意味があるんです．

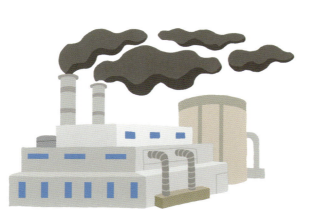
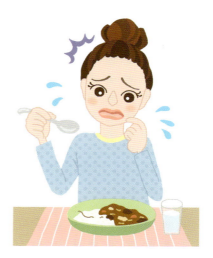

pollution
広範囲な環境の汚染，公害

contamination
特定の環境の汚染，異物の混入

図1 汚染とは

①病原体を持ち込まない
②病原体を広げない
③病原体を持ち出さない

➡ 汚染のコントロールが鍵！

図2 感染対策の3原則

私たちが院内で注意するべき汚染はコンタミネーションですね．

そうです！　歯科治療を行うと，使用した器具，診療室内の環境や私たちの手指は，患者さんの唾液や血液，組織で「汚染」されます．ですが，私たちはそこに病原体が存在しているかどうかをその場で即時に知ることはできませんよね？

ですから，汚染があったらそこに病原体がいるという前提で感染につながらないよう対策する必要があるんです．感染対策の原則は，病原体を持ち込まない，広げない，持ち出さないこと，すなわち「汚染のコントロール」が鍵になります（図2）．

■ 感染の成り立ち

私たちの体が患者さんの唾液や血液で汚染されたとして，そこからどのようにして感染が起こるのですか？

たとえば，新型コロナウイルスにグローブをしていない指で触れたら感染すると思いますか？

触っただけで感染して具合が悪くなったら怖いですよね……．実際，どうなんですか？

感染は，病原体，感染経路，宿主の3つの要素が重なると成立します[1]（図3）．ですから，新型コロナウイルスに素手で触ったとしても，この3つの要素が重なってウイルスがカオリさんの体内で増殖しないかぎり，感染は成立しないんですよ．

そう簡単には感染が成立しないとわかってホッとしました．汚染物への接触から感染までは，けっこうプロセスがあるのですね．

そうなんです．病原体（細菌，真菌，ウイルス）で汚染された物（感染源）に手で触れても，きれいに手を洗えば病原体は手の表面から除去されます．
汚染された手でおやつをつまんで食べたとしたら，病原体は口から侵入できますが，唾液にはリゾチームなど細菌の増殖を抑える成分がありますし，喉の粘膜の線毛運動で咳や痰と一緒に体外へ排出されることもあります．そのうえ，私たちの体には，体内に侵入した病原体などの異物を排除する免疫システムも備わっています．

ヒトの体内に侵入・増殖するには，病原体もけっこう苦労があるんですね〜．ということは，私たちには感染を成立させないようにする手立てがいろいろあるということ？

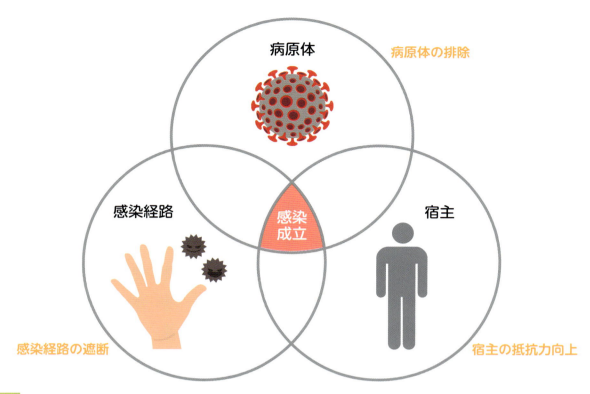

図3 感染成立の3要素
3つの要素が重なると，感染が成立する

そうです！ 感染成立の3要素のどれかを阻止すれば，感染を防ぐことができます．滅菌や消毒で病原体自体を排除する，手指消毒やマスクの装着で感染経路を遮断する，栄養と休養を取って宿主の抵抗力を上げる，などですね．これらを組み合わせて確実に感染をコントロールすることが大切です．

■ 感染＝発症ではない

感染が成立すると，熱や咳などの症状が出てくるのですか？

感染とは病原体が宿主の体内に侵入・定着し，増殖することで（図4），それによって自覚症状や他覚症状が出る病気のことを「感染症」と言います（図5）．ただし，細菌やウイルスに感染しても症状が出るとはかぎりません．体内に病原体を保有していても症状が出ていない状態を「不顕性感染」と言います（図6）．

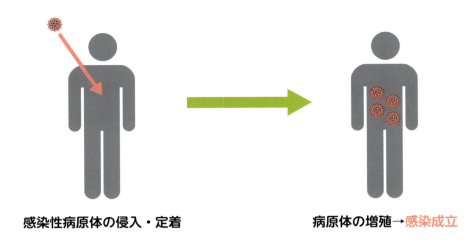
図4 感染の成立

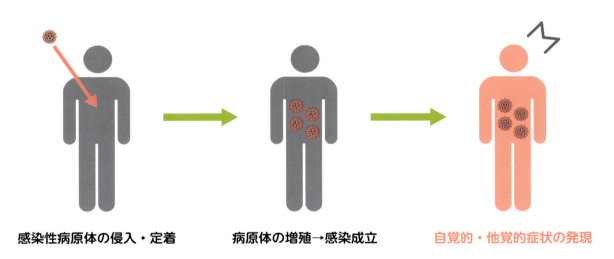
図5 感染症

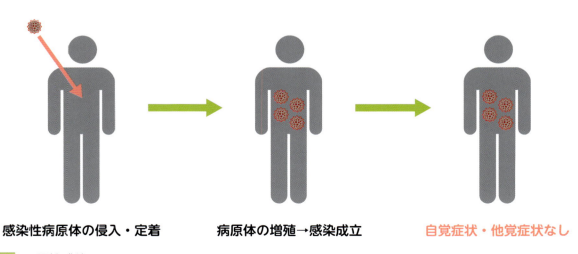
図6 不顕性感染

症状が出なかったら，自分が病気に罹っていることがわからないのでは？

それが不顕性感染の困ったところです．感染症のパンデミック（世界的流行）は，病原体の感染のしやすさに加え，不顕性感染による感染拡大が大きく関わっていると思います．

不顕性感染の患者さんが受診されたら，どうすればいいんですか？　他覚的症状もないなら，患者さんが感染症に罹っていると思わずに治療してしまいますよね．

そこで重要なのがスタンダードプリコーションです！

■ スタンダードプリコーションは誰のため？　何のため？

たとえば，カオリさんが働いているクリニックにB型肝炎の患者さんが来院されたとします．どのようなことに注意して診療にあたりますか？

えっ，スタッフや他の患者さんがB型肝炎に感染しないようにあれこれ対策しなきゃいけませんよね？

もし，その患者さんがB型肝炎に罹患していることに気づいていなかったとしたらどうでしょう？

う〜ん，わからなかったら他の患者さんと同じように扱ってしまうと思います．

罹患していることがわからない患者さんは通常の扱いで，罹患しているとわかっている人だけ特別な対策をするのはおかしいのではないでしょうか？
そこでスタンダードプリコーション（標準予防策）[2,3]が必要になってきます．スタンダードプリコーションは感染対策を行ううえで基本となる考え方で，==感染症の有無にかかわらず，すべての人は感染性病原体を保有しているという前==

すべての人は感染性病原体を保有しているという前提で行う感染対策

目的：患者さんと医療従事者の感染リスクを減少させる

・感染性病原体を患者さんへ渡さない
・感染性病原体を患者さんからもらわない
・感染性病原体を医療従事者へ渡さない
・感染性病原体を医療従事者からもらわない

図7　スタンダードプリコーションの目的

- 手指衛生
- 個人防護具
- 咳エチケット
- 鋭利な器具の扱い
- 注射針の使い回しをしない
- 器具の再生処理
- 環境表面の洗浄・消毒

図8　スタンダードプリコーションの項目（CDCガイドラインを基に作成）[2]

提で医療やケアにあたることを言います（図7，8）．

すべての人ということは，患者さんだけでなく私たちも感染性病原体を保有していると仮定するわけですか？

そうです．歯科医療の現場では，血液や体液，粘膜などの湿性生体物質に接触する機会が多く，潜在的な感染のリスクがあります．スタンダードプリコーションの目的は，患者さんと医療従事者の感染リスクを減少させることで，感染性病原体を患者さんからもらわないこと，患者さんへ渡さないこと，そして一

緒に働く医療従事者にも渡さないこと・もらわないことも意識しましょう．スタンダードプリコーションは感染対策の土台となるものですから，しっかり理解して実践してくださいね．

■ 4カラーシステム +1 による感染対策

実際の感染対策としてはどのようなことを行えばよいのでしょうか．

ドイツをはじめとしたヨーロッパ諸国では，薬剤を使用する感染管理の分野を4つに分け，それぞれにテーマカラーを設定しています．
- ピンク＝手指衛生
- グリーン＝環境表面
- ブルー＝器具の再生処理
- イエロー＝排水路・印象体

薬剤の容器を色分けすることによって，間違った使用を防止する効果を狙っています．

どのような理由でこのように分けられているのですか？

日常臨床において，病原体の混入を完全に防ぐことは不可能です．病原体にはさまざまな種類の細菌，真菌，ウイルスがあり，感染対策においてはそれらを死滅・不活化させる必要があります．多くの病原体に有効な成分を混合した薬剤を使用すれば，それは達成できますが，医療従事者の手指や医療器具，機械やユニットの表面，排管にいたるまですべての領域を同じように安全に処理できる薬剤はありません．
4カラーシステムは，それぞれの領域に合った薬剤を選定し，効果的に感染対策を行うためのものなのです．

視覚的にどの場面で用いるものかがわかるので，ミスがなくなりそうです．

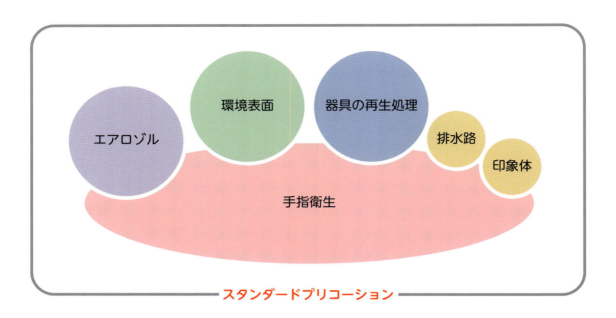

図9 4カラーシステム＋1の視点で実践する感染対策のイメージ

 私の医院では，4カラーシステムに，薬剤だけでは対応できないエアロゾルへの対応を加えた5つの視点で感染対策を実践しています（図9）．

第2部では，この5つのトピックについて把握しておくべき知識と，安全で確実に実践できる方法，オススメの器材，マネジメントの考え方などをお伝えしていきます．

〈マネジメントの要点〉

- 「汚染のコントロール」を意識して感染対策のイメージをつかむ
- すべての人が病原体を保有している前提で感染対策を行う
- 4カラーシステム＋1の視点で感染対策を実践することで，ヒューマンエラーを防ぐ

■ References ■
1) 増澤俊幸．感染制御の基本がわかる微生物学・免疫学．羊土社，2020．
2) CDC. Standard Precautions for All Patient Care. https://www.cdc.gov/infection-control/hcp/basics/standard-precautions.html
3) CDC. Dental Infection Prevention and Control. Standard Precautions. https://www.cdc.gov/dental-infection-control/hcp/summary/standard-precautions.html

第2部

インフェクションコントロールの実際

- 1章 エアロゾル感染対策
- 2章 手指衛生
- 3章 環境表面のコントロール
- 4章 器具の再生処理
- 5章 排水路・印象体への対応

- 見えないエアロゾルからの感染を防ぐにはどうすればよいのでしょう？
- 手指衛生が大切なのはなぜでしょう？
- 診療室内はアルコールで清拭すればよいのでしょうか？
- 口腔内で使用した器具はすべて滅菌するべきでしょうか？
- 清潔・安全にサクションシステムを維持するには，何をする必要があるのでしょう？

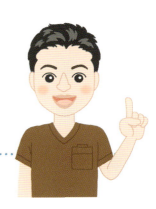

この答えを見つけましょう

第2部

1章 エアロゾル感染対策
Aerosol Transmission Control

<本章の学習ポイント>
- エアロゾルとは何か？
- エアロゾルの対策には何があるか？
- サクションシステム，カニューレテクニックとはどういうものか？

■ エアロゾルとは？

歯科医師や歯科衛生士は感染リスクの高い職業の上位にランクされている[1]ことを知っていますか？　その大きな原因の1つが歯科治療の時に発生する「エアロゾル」です（図1）．エアロゾルは薬剤だけでは対応できないので，その特性を知って有効な対策をとる必要があります．
カオリさん，そもそもエアロゾルって何だと思いますか？

エアロゾルって，新型コロナウイルス感染症がはやり始めた頃に感染経路として話題になっていた，くしゃみや咳で飛び散るアレ……ですよね．

アレ……ね．
それでは，タバコの煙はエアロゾルでしょうか？

う〜ん，タバコの煙は違うんじゃ……．

24

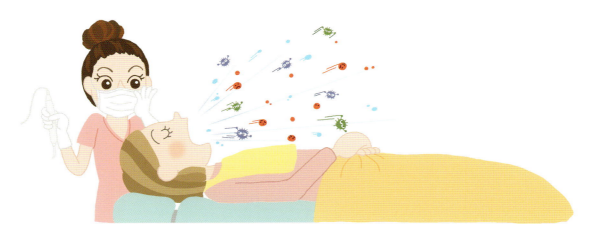

図1 歯科治療で発生するエアロゾル
ほとんどは水しぶきだが，血液，唾液，口腔内細菌，ウイルス，金属の切削片 なども含まれ，歯科医療従事者の感染リスク要因となりうる

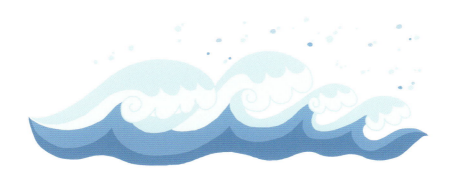

波しぶきが起こり，水分が蒸発して塩分の粒子が空気中に浮遊　→　エアロゾル

図2 エアロゾルのイメージ

実はくしゃみや咳からもエアロゾルは発生しますし，タバコの煙もエアロゾルなんですよ．

えっ，そうなんですか．エアロゾルって気体？　それとも液体？

エアロゾルの成り立ちの一例を，海水中の塩分で説明しましょう．
波が打ち寄せると，水しぶきが起こりますよね．この時，海水の水分が蒸発して塩分（塩化ナトリウムなど）の粒子が空気中に浮遊します．このように，空気（気体）と微小な粒子（固体または液体）とがランダムに混合した状態をエアロゾル（aerosol）と言います（図2）．

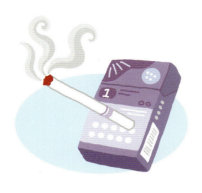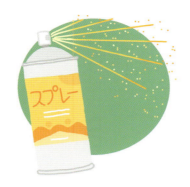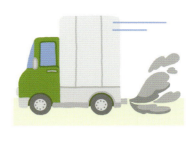

図3 エアロゾルの例

そのような状態の粒子そのもののことをエアロゾルと呼ぶこともあります．aero（空気の）solution（溶液）を縮めた言葉ですね．

 大気中に浮遊できるくらい小さな粒子のことなんですね！　エアロゾルと呼べるものは，くしゃみやタバコの煙以外にどんなものがありますか？

 自然界だと霧や花粉，身近なものだとスプレーとか自動車の排ガス，健康問題として取り上げられるアスベストや光化学スモッグ，セシウムを含む放射性粒子などもエアロゾルです（図3）．

 へぇ〜．一口にエアロゾルと言っても，いろいろなものが含まれるのですね．

 エアロゾルは粒子の大きさや形がさまざまで，組成，化学的・物理的性質も異なるため，医学だけでなく，気象，自然科学，工業，農業など多くの分野で研究されているんですよ．中でも，真菌，細菌，ウイルスなど生きた微生物を含む粒子からなるエアロゾルはバイオエアロゾルと呼ばれ，病原性を持つ微生物が含まれているバイオエアロゾルは体内に取り込まれてしまうと感染症を発症する可能性があります．

 コロナ流行中はエアロゾル感染とか飛沫感染という言葉をよく耳にしましたけど，エアロゾルと飛沫はどう違うんですか？

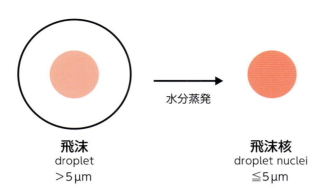

図4 飛沫と飛沫核

実は，エアロゾルは医学用語としての定義はまだないんです．
世界保健機関（WHO）はエアロゾルを，①咳やくしゃみ，発声によって排出される飛沫（droplet）（5μmより大きい粒子）と，②飛沫から水分が蒸発して残った残渣（5μm以下の粒子）である飛沫核（droplet nuclei）に分けています（図4）．

飛沫もエアロゾルの一部なんですね．

WHOはそのように表現していますが，医学論文では飛沫核だけをエアロゾルとしている場合もあるので，文献を読む時には注意してくださいね．私の話の中では，WHOに合わせて飛沫と飛沫核の両方をエアロゾルと呼びたいと思います．

■ エアロゾル感染はどのようにして起こる？

先生，エアロゾルからどうやって感染が起こるんですか？

主に3つの感染経路が考えられます．①飛沫を直接吸い込む飛沫感染，②浮遊する飛沫核による飛沫核感染，③飛沫が付着したところから手指を介した接触感染です（図5）．
飛沫は水分を含むため重量があり，ほとんどは水分が蒸発して飛沫核になる前

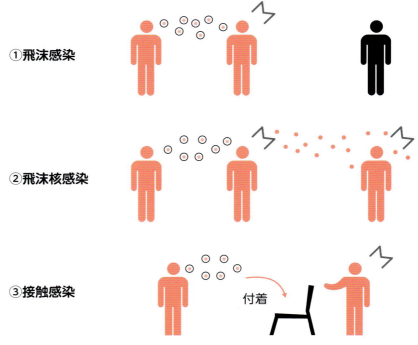

図5　エアロゾルの感染様式

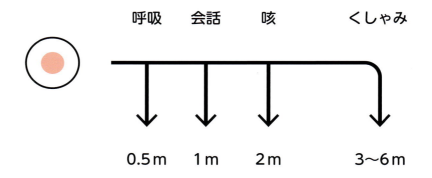

図6　飛沫が飛ぶ距離

に落ちてしまいますが，空気の流れや初速によっては遠くまで飛ぶことがあります．会話では飛沫は1mほどしか飛びませんが，くしゃみだと3〜6mも飛びます[2]（図6）．さらに，飛沫の水分が蒸発すると軽い飛沫核になり，空気中をもっと遠くまで移動したり浮遊したりできるようになります．

歯科医院では，患者さんの口腔内から出た飛沫や飛沫核を直接吸い込むことが主な感染経路ですが，診療台などに付着した飛沫を手指で触れ，その手指で粘膜に触れることによって感染する接触感染にも注意しなければなりません．

だから，患者さんごとにグローブを交換して，ユニットを洗浄・消毒する必要があるのですね．病原性のある細菌やウイルスのエアロゾルが体内に入って感染症に罹ったら大変！

そうなんです．でも，細菌やウイルスを含むエアロゾルが体内に入ったからといってすぐに感染症を発症するとはかぎりません．感染が成立するかどうかは，エアロゾル中の感染性粒子の数や病原性，宿主の免疫反応など多くの要因が関わっているからです．
多くの細菌やウイルスは飛沫核となる前に不活化し，感染力を失うと言われています．その一方で，結核菌や麻疹ウイルスなど，飛沫核となっても感染力を維持する病原体もあります．新型コロナウイルスも，換気などの状況によっては飛沫核感染が起こりうると言われていましたね．

歯科治療で発生するエアロゾルは，私たち医療者の健康に影響があるものなんですか？

ほとんどは治療時の水しぶき（スプレーミスト）ですが，血液，唾液，口腔内細菌，ウイルスなど患者由来の物質も多く含まれます（図1）．人から排出されたバイオエアロゾルの多くは深刻な健康被害を引き起こすようなリスクはないと考えられていますが，患者がHIVや肝炎ウイルス，インフルエンザウイルス，あるいは結核菌など呼吸器疾患の細菌を持っている可能性もあります．また，歯科材料や金属の切削片がエアロゾルとなって肺に沈着するリスクもあります．

改めて考えてみると，歯科治療ってエアロゾルが発生しやすい状況だらけですよね……．
特にエアロゾルが発生しやすいのはどんな治療を行っている時ですか？

超音波スケーラーを使用している時にエアロゾルが多く発生していたという報告があります（図7）[3]．

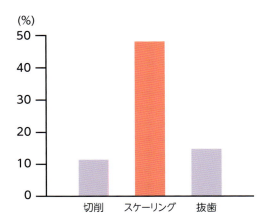

図7 歯科治療におけるエアロゾルの発生（Bennett 2000 を基に作図）[3]

だから，歯科衛生士は呼吸器感染症に罹患する可能性が最も高い職業と言われているのですね．なんだかとても怖くなってきました……．

ただ，しっかり対策をとれば，感染症のリスクを低減することは可能です．歯科医院で行えるエアロゾル対策について紹介していきますね．

■防ごう！　歯科医院でのエアロゾル感染

エアロゾル感染の対策には，2つのアプローチがあります．
① エアロゾルを発生・拡散させない
② 発生したエアロゾルからの感染を低減させる
感染管理の観点からすると，そもそもエアロゾルを発生させないための①のアプローチがより重要です．
歯科治療でエアロゾルが発生すると，患者さんの顔周辺からユニットの足元まで飛散することが報告されていますし（図8）[4]，外科処置では血液に汚染されたエアロゾルが治療部位から1m先でも確認されています[5]．

なるべくエアロゾルを発生・拡散させないようにする必要があるということですね．

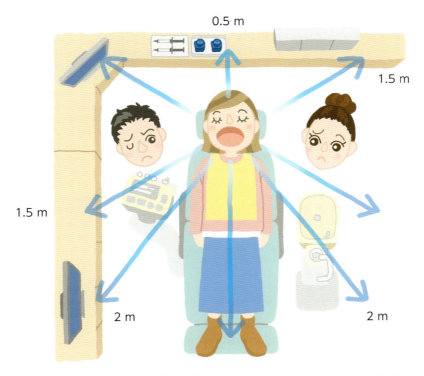

図8 歯科治療で発生したエアロゾルの飛散距離（Rautemaa 2006 を基に作図）[4]

院内で行えるエアロゾル対策を表1にまとめました．1つずつ解説していきましょう．

■ 最大のエアロゾル対策——サクションシステム

1）サクションシステムとは
歯科医院内のエアロゾル感染対策に最も有効なのが，サクションシステムです．

サクションシステムってどんな装置ですか？　うちの医院で普段使っているバキュームや歯科用吸引装置とは別モノ？

サクションシステムというのは，バキュームのみを指すわけではありません．吸引は，①機械室にあるサクションモーター，②床下の配管，③ユニット内部，④サクション（バキューム）ホース，⑤カニューレの５つが合わさって行われます．これらを総称してサクションシステムと呼びます（図9）．ハイボリュームサクションシステム（HVE）という言い方をすることもあります．

表1 歯科医院で行うエアロゾル感染対策

エアロゾルを発生・拡散させないための対策	発生したエアロゾルからの感染を低減させるための対策
・サクションシステム（バキューム）（31ページ） ・ラバーダム（39ページ）	・個人防護具（PPE）（39ページ） ・処置前洗口（40ページ） ・換気（41ページ） ・環境表面のエリア分け，洗浄と消毒（65ページ）

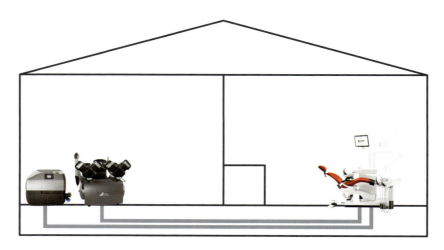

図9 サクションシステム

サクションシステムでエアロゾルを吸引してしまえばよい，ということですか？

エアロゾルの発生源からしっかり吸引できれば，口腔外へ拡散するのを効果的に防ぐことができます．ただし，そのためには吸引量が一定以上なければいけません．ヨーロッパでは，吸引量は1分間に300L以上がゴールドスタンダードとされていて[6]（図10），ISO 10637:2018（セントラル方式の歯科用サクションの規格）では吸引量が毎分250Lを超える吸引システムがHVEに分類されます．ドイツでは吸引量に関する規格が義務化されていますが，日本では今のところ努力義務です．

エアロゾルをしっかり吸引するにはパワーが必要なのですね．

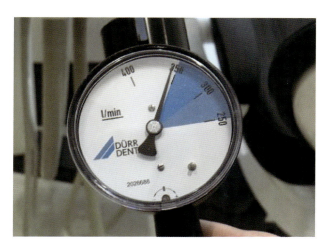

図10 ヨーロッパではサクションシステムの吸引量は1分間に300L以上がゴールドスタンダード

300 L/分の吸引量を実現するには，カニューレの形状，バキュームホースの口径，配管の構造，サクションモーターが重要です．
口腔内から発生するエアロゾルは，サクションシステムとカニューレテクニックによって最大2/3まで減少できるとも言われています[7]．アヤカさんからカニューレテクニックについて説明してもらいましょう．

DR Sから一言

～奥が深い配管～

　吸引量や安全性を確保するには，床下の配管のレイアウトも重要です．配管は，枝分かれ（linear pipe layout）ではなく，根元から各ユニットに分岐している形式（star-shaped layout）のほうが，さまざまなリスクに対応できます．また，配管の接合部は90°にカーブするのではなく，鈍角にカーブさせることが重要です．

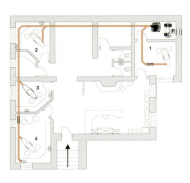
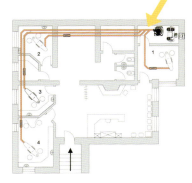
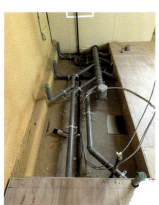

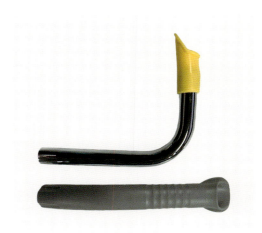

図11 バキュームチップ（上）とカニューレ（下）

2）カニューレテクニック

カニューレを正しく使用すると，エアロゾルを最小限に抑えることができます．そのためにはカニューレの選択とカニューレの正しい使い方（カニューレテクニック）が大切です．

カニューレはどういうものを選べばよいのですか？

カニューレの形状は，サクションシステムの吸引効果を左右します．口径が大きく，直線に近い形状が望ましいです（図11）．
口径 11 mm と 16 mm の比較では，16 mm のほうが吸引量が多く，エアロゾル除去率も高かったという報告[8]があります．また，直線に近い形状であれば，器具の再生処理の際に内面から確実に汚染物質を除去することができます．

私が普段使っているバキュームチップより口径がずっと大きいし，カーブも緩やかですね．
カニューレを操作する際に注意することはありますか？

カニューレは使用法を正しく身につけることで本来の機能を発揮することができます．

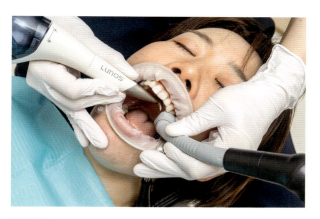 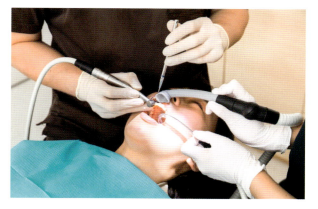

図12 ツーハンドテクニック（左）とフォーハンドテクニック（右）の一例

カニューレテクニックにおいて重要なポイントは，①高い吸引量を実現させること，②エルゴノミクス（人間工学）に基づいた姿勢で操作を行うこと，③診療中の安全を高めること，です．これらを達成するためには，カニューレ操作の際に患者さんの顔や頭をしっかり腕や手で固定することが重要です．

カニューレテクニックには，1人で行うツーハンドテクニックと，術者とアシスタントの2人で行うフォーハンドテクニックがあります（図12）．操作時のポイントと姿勢の取り方について，図13，14にまとめます．

エアロゾルをしっかり吸引するには，カニューレをできるだけ処置部位に近づけたほうがいいですか？

口広のカニューレであれば，処置部位から少し離しても十分に吸引効果を発揮できます．近づけすぎると，視野が確保しづらかったり，器具がカニューレに当たって処置がしにくくなることもありますからね．逆に離れすぎていたり，位置がずれていると，吸引されなかった水しぶきがエアロゾルとなって空気中に漂うことになります．

特に，ツーハンドテクニックではエアロゾルが発生しやすい状況になりますので，より注意して吸引操作を行うようにしてください．ツーハンドテクニックの際には，口唇排除や視野の安全な確保のためリトラクターの使用が推奨されています（図15）．カニューレでの圧排がうまくできない方は使ってみるといいですよ．

- リトラクターを使用して操作性の向上を図る
- カニューレの把持は操作性の高い改良執筆法で

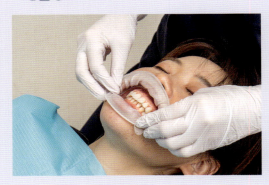
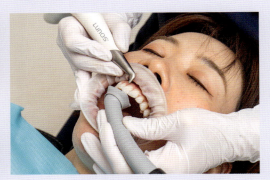

- カニューレを把持する手は，患者の顔（頬など）や頭部でサポートをとり，安定を図る

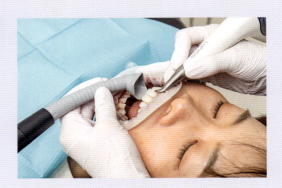

- 吸引量が多く口広のカニューレを使用する．位置がずれていると，吸引されなかった水しぶきがエアロゾルとなって空気中に漂う

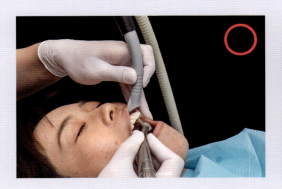
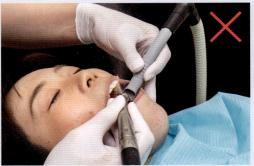

図13　カニューレ操作時のポイント

- アシスタントは座って診療補助を行う
  姿勢や安定を考えると，このほうがメリットが多い

- 診療中は背筋を伸ばした良い姿勢を保つ

- アシスタントのチェアを術者のチェアよりも高く設定する
  アシスタントが俯瞰的に術中の状態を把握できる

- アシスタントと術者の脚の距離は近く，脚を交互に設定

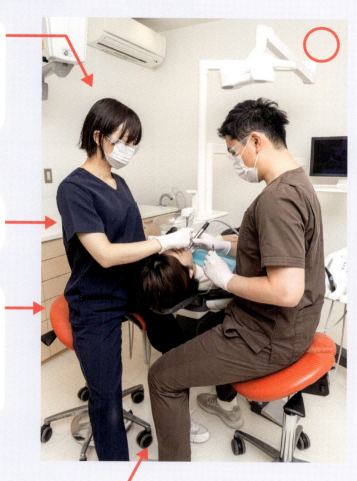

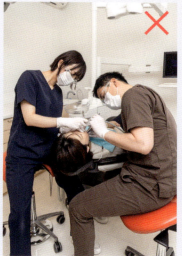

のぞき込むような無理な診療姿勢を長期に続けると，体を壊しかねない

図14 カニューレ操作時の姿勢

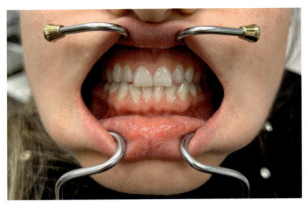 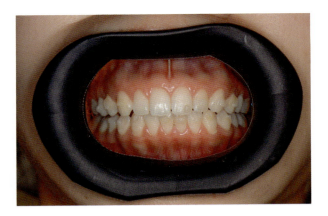

図15 再生処理可能なリトラクター
左：ワイヤー開口器（オーラス）
右：ビジョンバトラー開口器（マイクロテック）

 アシスタント業務は自己流になりがちですが，正しい操作や姿勢を身につけることで，自身の感染リスクを抑え，また仕事で体を痛めることも避けられます．

 感染対策と同時に，操作のしやすさや医療従事者の姿勢にも配慮されたテクニックなんですね．アヤカさんに正しい方法を教わって練習します！

 DR Sから一言

〜口腔外バキュームについて〜

　口腔外バキューム（歯科用吸引装置）は歯科外来診療環境体制加算の施設基準に含まれていることもあって，日本では多くの歯科医院で導入されていますが，実はヨーロッパではあまり見かけません．その理由として，口腔外バキュームの追加使用の有効性を示す信頼できるエビデンスが今のところ見当たらないこと，サクションシステムが整っているのでエアロゾル対策として追加の吸引装置が必要とされていないこと，口腔外バキュームは吸引管内の洗浄・消毒が難しく衛生的とは言い切れないことが挙げられます．

　口腔外バキュームの吸引効果については，使用すると浮遊粒子数が減少したという報告もある一方で，効果を得るには口腔の真上5cmの位置で使用するべきという報告[9]もあり，その位置では診療の妨げになるので臨床的に有用であるかは定かではありません．現段階では口腔外バキュームに関する研究が少ないので，ヨーロッパと同等の規格のサクションシステムを整備することのほうがエアロゾル対策には有効と思いますが，今後の情報に注目したいところです．

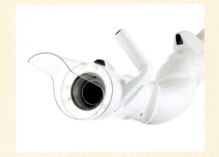

■ ラバーダム

サクションシステムがエアロゾルをしっかり吸引してくれるのはよくわかりましたが，すぐに導入できるものではないと思うので，サクションシステムの整っていない医院でもできるエアロゾル対策はありませんか？

ラバーダムの使用は，エアロゾルの飛散を防止するという観点からも非常に有効です．ラバーダムによるエアロゾル飛散防止について調べた研究がいくつかあり，いずれも78〜98.8％という高い効果が報告されています[10]．

ラバーダムは処置部位への唾液の侵入防止，削片や器具などの誤飲防止だけでなく感染対策にも有効なのですね．

ラバーダム防湿を行うことは，一般開業の歯科医院でもずいぶん浸透してきましたが，患者さんに安心・安全な治療を提供できるだけでなく，医療者側の感染予防を担保してくれるというメリットも理解が広まればと思います．

■ 個人防護具（personal protective equipment：PPE）

アヤカさん，すでに発生してしまったエアロゾルから身を守るには，何が有効ですか？

個人防護具を正しく使うことが基本になります[11]．
微生物を含むエアロゾルおよび血液や唾液の飛沫による感染のリスクがある場合は，適切なフェイスマスクの装着，眼の外側も保護する保護メガネの着用により，そのリスクを低減することができます[12]．
フェイスマスクは，汚染された場合や水分が浸透した場合は交換が推奨されます[13]．保護メガネは汚染後，洗浄消毒効果のあるワイプにて清拭する必要があります．
個人防護具については，45ページの参考資料を確認してください．

■ コスパ良し！　処置前洗口

どの歯科医院でも誰でも簡単に行えるエアロゾル感染対策としては，処置前の洗口があります．

これは院内にあるものでできるし，手軽でいいですね！
うちの医院でも治療前に患者さんに洗口をお願いしていますが，どの程度感染対策に有効なのですか？

処置前洗口がウイルス量を減少させ感染を防ぐのに有効とするエビデンスは，まだ発表されていませんが，処置前に洗口を行うと口腔内から発生するエアロゾル中の細菌量が大幅に減少することが明らかになっています[14]．
DAHZ（ドイツ歯科衛生に関するワーキンググループ）や DGKH（ドイツ病院衛生学会）でも処置前洗口は推奨されています．安全かつ簡単に行えてコストも低いため，優秀なエアロゾル感染対策と言えます．

洗口液は何を使うのがよいのですか？

ヨーロッパでは 0.2％グルコン酸クロルヘキシジン溶液で洗口することが推奨されていますが，日本では今のところ認可されていません．代わりに，歯科用リステリン（図16）などを使用するといいでしょう[15]．

洗口時間の目安はありますか？

洗口時間は 30～60 秒としている文献が多いです．洗口する時は喉の粘膜を洗い流すイメージでしてもらいましょう．
処置前の洗口は，コスパの良い手軽なエアロゾル対策と言えますが，処置前に一度，洗口を行ったからといって，その効果がどの程度持続するかはわかりません（図17）．他の対策も併せて行うことが大切です．

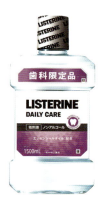

図16 歯科用リステリン（販売元：松風）

- **洗口後の抗ウイルス効果がどこまで持続するかは不明**
  → 口腔に排出された唾液中のウイルスを減少させる効果は認められているものの，洗口後に排出された唾液にまで効果があるかは不明．長時間にわたる処置の場合，途中で再度洗口をしてもらうことも必要かもしれない
- **食物残渣，プラーク，血液などの蛋白によって洗口液の効果が減弱するおそれがある**
  → 洗口前に口腔内清掃を行う必要がある
- **洗口だけでは不十分な可能性がある**
  → 鼻腔粘膜や咽頭部にもウイルスが存在している可能性を考えると，含嗽，鼻腔洗浄の併用も考慮する必要があるが，現実的ではない

図17 処置前洗口の注意点

■ 換気

エアロゾルによる感染を抑える対策としては，換気も簡便で有効な方法です．エアロゾルは非常に軽く，重力の影響をほとんど受けないため空気中に浮遊しています．ですから，換気をして空気の流れを作ることによって排出，希釈することができます（図18）[16]．

換気をしていないと，どうなりますか？

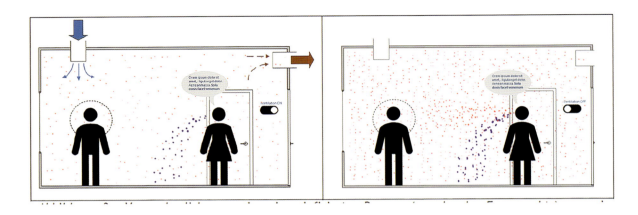

図18 換気によるエアロゾルの動き
左：換気システムがオン，右：換気システムがオフ．部屋を混合換気で換気すると，室内のウイルスを含む粒子の数はかなり少なくなる．紫は大きな飛沫，赤はエアロゾル（REHVA COVID-19 GUIDANCE. version 4.1 より許諾を得て転載）[16]

エアロゾルが室内に長時間とどまるため，感染の危険性が高まると考えられます．歯科治療後15〜30分もの間，診療室内にエアロゾルが残っていたとの報告[3]もあるので，治療後はすぐに室内空気の交換を行うべきです．また，診療室内のエアロゾル量が特に多くなるのはワンハンドで行うスケーリングの時なので，歯科衛生士さんには気をつけていただきたいですね．
換気は常時できればよいのですが，せめて患者さんの診療が終わり次の患者さんが入ってくるまでの間は換気を実施したいところです．

フィルターを使った換気システムを導入したほうがよいのでしょうか？

換気システムを導入する場合は専門家に依頼することになるでしょうが，これまでのところ，歯科診療室内のウイルスをHEPAフィルターなどでどの程度減らせるかについては，十分な科学的研究は出ていません．なので，私の診療室では窓を開放し，個室はドアを開けて空気の流れを作り，密閉された空間を作らないようにしています．
とは言っても，窓のないクリニックもありますので，その場合は換気システムの設置や空気の流れを作る工夫を施工業者さんと相談してみるといいですね．ドイツでは建築法で定められているそうです．

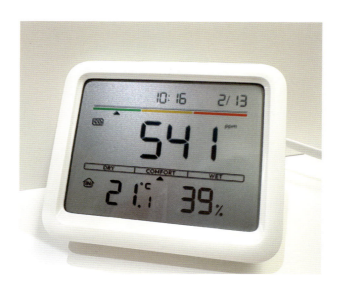

図19 CO_2濃度をチェックする機器

窓やドアを開けるだけでもいいのですね．
換気ができているかどうかは目に見えないので，いつ窓を閉めればいいか悩むのですが……．

換気ができているかどうかの指標としては，CO_2濃度をチェックする方法があります（図19）．外気のCO_2濃度は約420ppmで，室内では800ppm以下に保たれていることが目安となります．
欧州の空調・換気設備に関する協会（REHVA）では，CO_2濃度が高いと換気が悪い状態とする一方で，CO_2濃度が低い状態は「換気は良好だけれどもエアロゾル感染のリスクが低いこととイコールではない」としています．
CO_2濃度はあくまで換気の指標であって感染リスクの高さを示すものではないので，CO_2濃度が低くても，他の感染対策をしっかり行うようにしてくださいね．

エアロゾルは目に見えないので，そこから感染したら怖いなぁと思いましたが，エアロゾルを発生させない対策やエアロゾルからの感染を低減させる対策をいくつか組み合わせて，患者さんにも私たちにも安心・安全な治療ができるように努めたいと思います！

> ## 〈マネジメントの要点〉
>
> - エアロゾルという見えないものに対して，院内で共通認識を持つ
> - サクションは「とりあえず吸う」のではなく，「術者が作業しやすくエアロゾルの発生を最小限にする位置」で行う
> - 自院で行える対策を 1 つずつ行っていく
> - エアロゾル対策はどんどん進化していくので，常に情報をアップデートする

■ References ■

1) https://www.nytimes.com/interactive/2020/03/15/business/economy/coronavirus-worker-risk.html
2) Xie X, Li Y, Chwang AT, Ho PL, Seto WH. How far droplets can move in indoor environments − revisiting the Wells evaporation-falling curve. Indoor Air. 2007; 17(3): 211–225.
3) Bennett AM, Fulford MR, Walker JT, Bradshaw DJ, Martin MV, Marsh PD. Microbial aerosols in general dental practice. Br Dent J. 2000; 189(12): 664–667.
4) Rautemaa R, Nordberg A, Wuolijoki-Saaristo K, Meurman JH. Bacterial aerosols in dental practice – a potential hospital infection problem? J Hosp Infect. 2006; 64(1): 76–81.
5) Ishihama K, Koizumi H, Wada T, Iida S, Tanaka S, Yamanishi T, Enomoto A, Kogo M. Evidence of aerosolised floating blood mist during oral surgery. J Hosp Infect. 2009; 71(4): 359–364.
6) Davies MH, Rosen M, Eccles JD, Marshal RJ. Criteria of air flow and negative pressure for high volume dental suction. Br Dent J. 1971; 130(11): 483–487.
7) Reitemeier B, Jatzwauk L, Jesinghaus S, Reitemeier C, Neumann K. Effektive Reduktion des Spraynebel-Rückpralls – Möglichkeiten und Grenzen. ZMK 2010; 26: 662–673.
8) Koch M. Aerosol reduction by means of an intraoral spray mist suction – first findings from an experimental pilot study. https://www.duerr.co.jp/download/hygiene/basic/DD-Whitepaper-Aerosol-reduction-EN.pdf
9) 大橋たみえ，石津恵津子，小澤亨司，久米美佳，徳竹宏保，可児徳子．歯の切削に伴う飛散粉塵濃度と口腔外バキュームの位置による除塵効果．口腔衛生会誌．2001；51(5)：828–833．
10) Tag El Din AM, Nagwa Abdel Hady G. Efficacy of rubber dam isolation as an infection control procedure in paediatric dentistry. East Mediterr Health J. 1997; 3(3): 530–539.
11) Kohn WG, Collins AS, Cleveland JL, Harte JA, Eklund KJ, Malvitz DM; Centers for Disease Control and Prevention (CDC). Guidelines for infection control in dental health-care settings--2003. MMWR Recomm Rep. 2003; 52(RR-17): 1–61.
12) Technische Regeln für Biologische Arbeitsstoffe (TRBA). https://www.baua.de/DE/Angebote/Regelwerk/TRBA/TRBA
13) Pippin DJ, Verderame RA, Weber KK. Efficacy of face masks in preventing inhalation of airborne contaminants. J Oral Maxillofac Surg. 1987; 45(4): 319–323.
14) Weber J, Bonn EL, Auer DL, Kirschneck C, Buchalla W, Scholz KJ, Cieplik F. Preprocedural mouthwashes for infection control in dentistry – an update. Clin Oral Investig. 2023; 27(Suppl 1): 33–44.
15) Marui VC, Souto MLS, Rovai ES, Romito GA, Chambrone L, Pannuti CM. Efficacy of preprocedural mouthrinses in the reduction of microorganisms in aerosol: A systematic review. J Am Dent Assoc. 2019; 150(12): 1015–1026.
16) REHVA COVID-19 GUIDANCE. Version 4.1. https://www.rehva.eu/fileadmin/user_upload/REHVA_COVID-19_guidance_document_V4.1_15042021.pdf

参考資料

ドイツ歯科医師会（BZÄK）およびドイツ歯科衛生ワーキンググループ（DAHZ）ハイジーンプラン―個人防護具―

	どのように	何を用いて	使い方	誰が
グローブ	衛生的手指消毒後に乾燥させた手指に *		・血液や他の体液，感染性物質に接触する可能性がある場合，または感染のリスクや創傷がある場合は常に装着 ・各患者の治療後，および60分間作業した後に交換．例外的に，60分以内の作業で汚染された，破損していない手袋は消毒することができる．ただし，手袋の素材（ニトリルなど）が消毒剤に適合していることが前提条件	検査，治療，メインテナンスエリアの全スタッフ
	外科的手指消毒を行って乾燥させた手指に	滅菌済み，パウダー処理なしの使い捨てグローブ	・縫合を伴う大規模な外科手術の前 ・感染リスクの高い患者に対するすべての手術の前	
	消毒，洗浄，廃棄作業の前に	洗浄剤耐性グローブ	・手が有害物質に触れる可能性がある場合	メインテナンスエリアの全スタッフ
マスク		マスク	・病原体を含む物質の飛散や噴出が予想される場合 ・汚れや水分が浸透した場合は交換	検査，治療，メインテナンスエリアの全スタッフ
ゴーグル		可能であれば側面保護付きのゴーグル	・汚染後は消毒剤を含ませた布で拭く	
防護服				

詳しくはDAHZ衛生ガイドライン（DAHZ Hygieneleitfaden）6章，13章を参照

*KRINKOの推奨に従う（非滅菌手袋を装着する前の手指消毒の必要性は科学的に証明されていない）

https://www.bzaek.de/fileadmin/PDFs/Berufsaus%C3%BCbung/Hygiene/Musterhygieneplan.pdf より

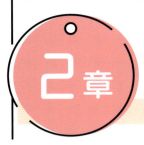

第2部 2章 手指衛生
Hand Hygiene

〈 本章の学習ポイント 〉
- 手指衛生はなぜ重要なのか？
- 手指衛生の目的は何か？
- 手指衛生の3つのやり方とは？

■ 手指衛生は感染対策の基本！

カオリさん，次の診療の準備をありがとうございます．器具を触る前に手指衛生はしましたか？

クリニックに出勤した時にしっかり手を洗いましたけど……．

でも，先ほど診療のアシスタントに入っていましたよね？ 手指衛生は，適切に行わないと汚染の拡大につながってしまいます．感染対策の基本で最も重要なことなので，DRSに話を聞いてみては？

先生，今アヤカさんに手指衛生は感染対策の基本と聞いたのですが，詳しく教えてください．

アヤカさんの言うとおり，手指衛生は感染対策の基本中の基本ですし，手指衛生が治療の成功に関わっているかもしれないとする論文もあります（図1）[1]．

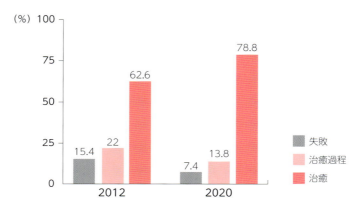

図1 根管治療成功の鍵の1つは手指衛生かもしれない⁉
2012年と2020年の根管治療の成績を比べた論文において，手指衛生（根管治療中の定期的なグローブ交換）が治療成績の向上に関与しているかもしれないと述べられている（Patel 2022を一部改変）[1]．手指衛生は医療の基本であると同時に，治療の成功の鍵を握っている可能性もある

世界中で感染の問題がなくならないのは，手指衛生が大事な理由を本当に理解できているのか，大切さをわかっていても適切に実践できているのか，というところに課題があると思うんですよね……．
カオリさんは歯科衛生士の仕事をするうえで，手指衛生の重要性はよく理解していると思いますけど．

えっ，そう言われると，もちろん大事だとは思っていますけど，理由を理解してちゃんと実践できているかと言われると正直，自信が……．

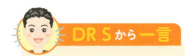

～世界的な手指衛生の課題～

手指衛生の遵守が不十分なことは，世界的な課題となっています．新型コロナウイルス感染症の流行で一般の方にも手指衛生はずいぶん定着したように思いますが，大切だとわかっていながら十分にできていないという歯がゆい状況です．そこには知識が不足している，意識が低い，行動に結びつかないなどといったさまざまな問題が関わっているようです．正しい手指衛生の理解と行動変容が感染症の低減に必須なのは明白です．

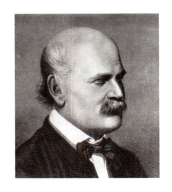

図2 ゼンメルワイス（Ignaz Philipp Semmelweis，1818〜1865）（https://5bn.wiki/wiki/Ignaz_Semmelweis）

■ 手指衛生 温故知新

手指衛生が重要であることは現代では当たり前になっていますが，歴史を振り返ることでその重要さをより理解できると思います．

手指衛生が始められるようになったのはいつ頃なんですか？

今から約160年前，ハンガリー出身の医師ゼンメルワイスが院内感染予防に手指衛生が重要であるということを提唱しました（図2）．その重要な発見によって，今では「院内感染予防の父」と呼ばれています．

彼が手指衛生の重要性に気づいたのはウィーン総合病院の産科に勤務している時でした．その頃はまだ病原体などというものは知られていなかったので，病院でも手指衛生は行われていませんでした．当時，産科では産褥熱による死亡が相次ぎ，問題になっていましたが，それは防ぎようのない病気だと考えられていました．

そんな彼に転機が訪れます．親しくしていた友人の医師が死体解剖中に誤ってメスで手を切り，感染症で亡くなってしまったのです．解剖を行うと，死亡の原因が産褥熱で死亡した患者と非常に似ていました．そこで彼は，医師や医学生が解剖室から産科へ検診に行っていることに原因があると考え，さらに「死体粒子」を手につけたまま患者を触っていることが問題ではないかと推測したのです．病原体の概念がない時代にこの発想はなかなかできることではありま

- 医療従事者の手指を介して患者や他のスタッフに病原体を伝播させないこと
- 医療従事者自身が病原体に感染するのを防ぐこと

　→ 汚染のコントロール

図3　手指衛生の目的

せん．そして彼は，解剖室から産科に行く医師や医学生に，さらし粉溶液での手指衛生を義務づけました．その結果，産褥熱による死亡率は激減したのです[2]．

手指衛生の裏にそんな悲しいエピソードがあったのですね……．

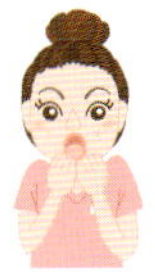

そうなんです．ゼンメルワイスからリスター，パスツール，コッホへと想いは紡がれ，病気と細菌（病原微生物）の関係が明らかにされてきました．過去の偉人たちがその重要性を示してくれているおかげで，今の私たちがあるんです．そういった人々の想いを汲み取って，私たちはより手指衛生を正しく実践する義務があるのだと認識しないといけませんね．

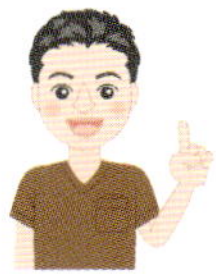

はいっ，私もしっかり学んで正しい方法を実践していきたいと思います！

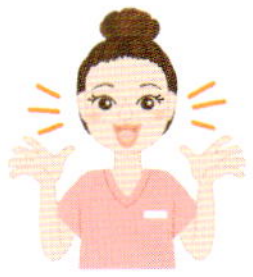

■ 医療従事者は病原体の"運び屋"

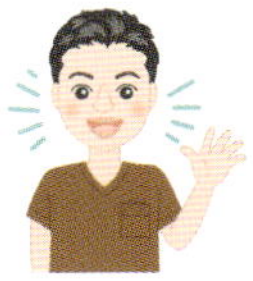

手指衛生は医療行為の基本とか感染予防の土台と言われていますが，手指衛生を行う目的は何だと思いますか？

私たちの手指に付いた病原体を患者さんに感染させないため，ですよね？

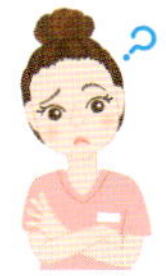

それももちろん大切なことですが，患者さんだけでなく他のスタッフにも病原体を伝播させないこと，そして医療従事者自身が病原体に感染するのを防ぐこと，すなわち「汚染のコントロール」が手指衛生の目的なんですよ（図3）．
医療従事者の手は，患者さんへ処置を行う時や患者さんの周囲の環境と接触す

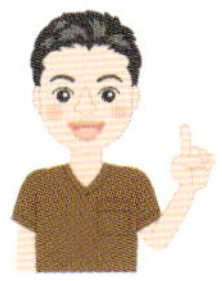

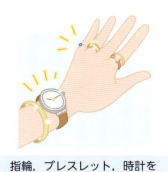
指輪，ブレスレット，時計をつけている

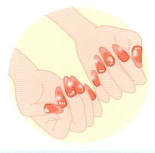
爪を伸ばしている，マニキュアやジェルをつけている

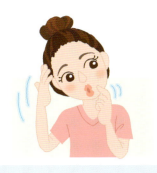
顔や髪を触る癖がある

図4 手指衛生を損ねる行為

る際に，潜在的に病原体で汚染されています．ドイツのロベルト・コッホ研究所（RKI）のガイドラインには，こう書かれています．
「スタッフ（医療従事者）の手は，病原体の最も顕著な伝達手段である」[3]．
私たちは知らぬ間に病原体の「運び屋」になっているんです．

なんだか映画に出てくる悪い奴みたい……．

映画だとしたら，ハッピーエンドにしたいですよね．感染対策の主役は医療従事者です．行動変容を起こして周りを健康で幸せにしましょう！

■ 手指衛生を損ねる行為とは？

手指衛生が患者さんだけでなく院内にいるすべての人を感染から守る行為だということがわかったので，先生，やり方を教えてください．

その前に，手指衛生にとってNGな行為を確認しておきましょう（図4）．
臨床に入る前に，指輪やブレスレットなどのアクセサリー，腕時計などを外しましょう．指輪の下の皮膚には，隣接する部位よりも微生物がはるかに多く定着し，手にグラム陰性菌が運ばれる可能性が高まります[4]．
爪は指先から出ない長さに整えておきます．爪が伸びていると，爪の隙間に汚染物がたまるだけでなく，グローブを損傷する危険性もありますからね．

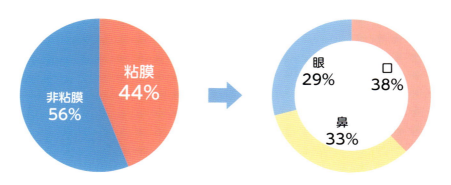

図5 人は無意識に顔を触る習性があり，1時間に平均して23回も触っている．中でも眼，鼻，口などの粘膜に触れる機会が多い（Kwok 2015）[6]

マニキュアやジェルも当然，ダメですよね？

マニキュアは，塗ったばかりであれば爪の菌数が増加することはないと言われています[5]．ただし，剥がれてきている場合や，つけてから時間が経っている場合は，爪との間に細菌のコロニーが形成されるようになります．また，付け爪は天然の爪よりも細菌が多く繁殖します．医療従事者は，このような手指衛生の成功を損なうことは避けるべきです．

顔や髪を触る癖も手を汚染させたり，手の汚染を粘膜に運ぶ可能性がありますよね．つい，やってしまうんですけど．

人は無意識に顔を触る習性があって，1時間に平均23回も顔を触っていたという報告もあります（図5）[6]．ゴーグルやマスクを着用して手指が顔に触れる機会を減らし，こまめに手指衛生を行う習慣をつけるといいですよ．

■ 手指衛生の3つのレベル

手指衛生と一口に言っても，通常の手洗いとかアルコール消毒とかいろいろあって，いまいち使い分けがよくわからないんですよね……．アルコールやスクラブ剤も使いすぎると手荒れすることがあるので，正しいやり方を教えてください．

表1 手指衛生の3つのレベル

	目的	方法
日常的手洗い	日常の手の汚れを除去（目に見える汚れがある場合は必ず行う）	食事の前後やトイレの後などの日常のケアにおいて行う洗浄剤と流水を用いた手洗い
衛生的手指消毒	一時的に手に付着した微生物（通過細菌）までを洗い落とす	非外科的治療の前後に行う消毒剤と流水またはアルコール手指消毒剤を用いた手洗い
外科的手指消毒	手に棲みついている常在細菌まで少なくする	手術前に消毒剤と流水やアルコール手指消毒剤を組み合わせて厳重に行う手洗い

手指衛生のレベルは，①日常的手洗い，②衛生的手指消毒，③外科的手指消毒の3段階あります．それらのレベルは，汚れの程度，通過細菌および常在細菌との関係で分けられます（表1）．

実際のやり方は，アヤカさんに実演しながら説明してもらいましょう．

■ 日常的手洗い

まず，流水と洗浄剤を使った日常的手洗いから説明していきますね．
日常的手洗いは出勤時と退勤時に行うことはもちろん，目に見えて手指に汚れが付着している場合や鼻をかんだ後，トイレの後，食事の前後などに行ってください．

トイレの後はアルコール消毒だけではダメなんですか？

アルコール消毒剤には洗浄効果がないので，汚れは日常的手洗いで取り除く必要があります．

また，アルコールはノロウイルスなどエンベロープという膜を持っていないウイルスに効きにくく，芽胞（96ページ参照）に対する消毒効果もないので[7]，トイレの後は日常的手洗いを優先してください．

図6の手順で流水と洗浄剤を使用して手を洗った後，使い捨てリネンまたは使い捨てペーパータオルで軽く叩くようにして乾燥させます．洗い残しがないよう，いつも同じ手順で行うことが大切です．

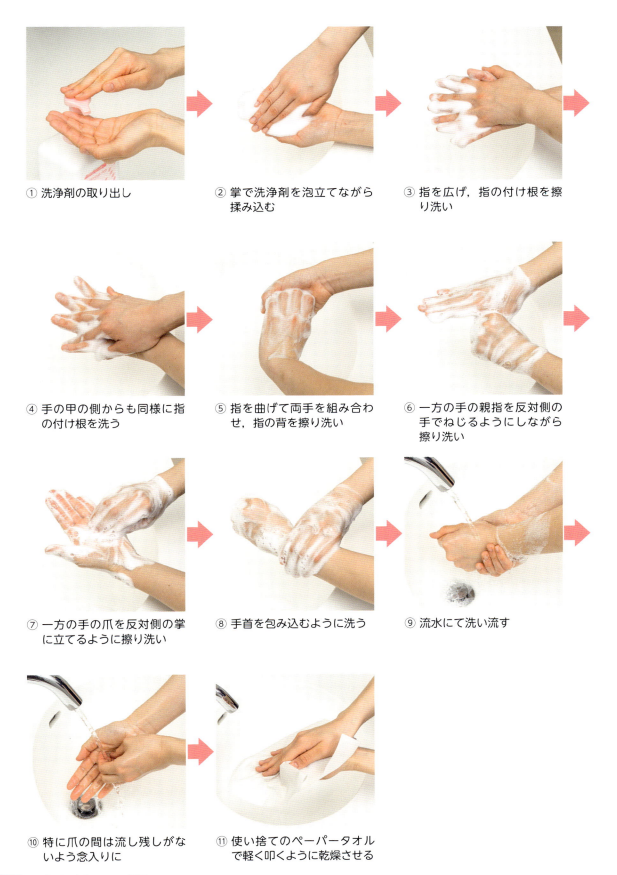

図6 日常的手洗いの手順

これはいつもしているので，完璧にできます！

では，手洗いチェッカーを使って確認してみましょうか．

えーっ，けっこう洗い残しがありますね……（図7）．ちゃんと洗っているつもりだったのに．

指の間や爪の周囲は汚れが残りやすいので，特に丁寧に洗ってくださいね．手指をしっかり乾かすと接触面に細菌が移行しにくくなるので，手洗い後にしっかり手を乾かすことは実はとても重要です．温風乾燥機よりもペーパータオルや織物タオルのほうがより多くの残留菌を除去できますし，使いやすさの点から使い捨てのタオルが推奨されます．

また，乾かした後は手指の保湿も大切です．無傷の皮膚は，感染に対する第一線の防御機構と言われているんですよ．逆に，皮膚が損傷するとそこに微生物が入り込んで，感染のリスクになります．洗浄剤で手を頻繁に洗っていると手荒れしやすいですよね[8]．看護師さんの70～80%が手荒れを起こしているとの報告もありますので[9]，手のケアもしっかり行いましょう．

■ 衛生的手指消毒

次は，アルコール手指消毒剤を使う衛生的手指消毒です．衛生的手指消毒の目的は，通過細菌（患者さんなどとの接触で一時的に付着した細菌）をなるべく早くかつ十分に減らして，手指から病原性のある細菌が拡散する危険性をなくすことです．

医療施設や介護施設で無症候性感染症を予防するのに最も有効な手段として，疫学的研究で高い信頼性が確認されています．WHO手指衛生ガイドラインでは，衛生的手指消毒を手指衛生の基本としているんですよ[10]．

WHOは日常的手洗いより衛生的手指消毒を重視しているんですか？

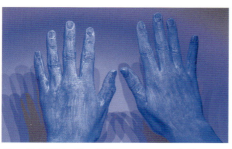 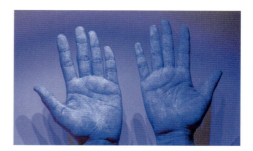

①，② 手洗い前．蛍光ローションを塗ってブラックライトを当てると，手の甲，掌とも汚れが確認できる

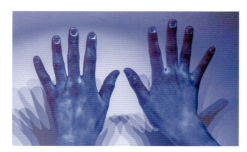 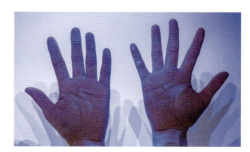

③，④ 1回目の手洗い後．手の甲，掌ともところどころに洗い残しが確認できる

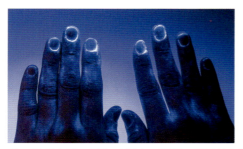 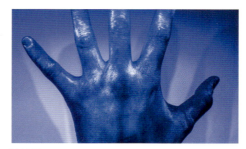

⑤，⑥ 特に洗い残しの目立つ箇所．爪周りと指の付け根

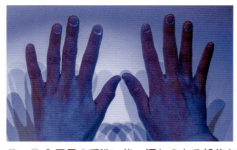 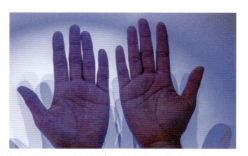

⑦，⑧ 2回目の手洗い後．汚れのある部分を意識的に洗うと，掌はだいぶきれいになった

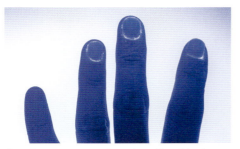 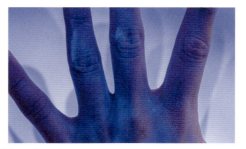

⑨，⑩ それでも，爪の周辺と指の付け根にはまだ洗い残しが見られる

図7　ブラックライトを使った洗い残しのチェック

- 患者さんと接触する前
- 無菌操作前
- 感染のおそれのある物質（血液など）と接触した後
- 患者さんと接触した後
- 患者さんの身近な環境と接触した後

図8　WHOが提言する手指衛生の5つのタイミング

衛生的手指消毒が推奨されるのは，日常的手洗いと比べて有利な点がたくさんあるからです．
①ウイルスを含むほとんどの病原微生物を短時間で確実に減少させること
②効率的であること（約20〜30秒）
③上水道や洗面台，洗剤やペーパータオルなどの設備・備品を必要としないこと
④皮膚への刺激や乾燥が日常的手洗いより少ないこと
などですね．
さらに，途上国では流水にアクセスするのが簡単でないとか，安全な流水の使用が困難などの問題もあって，衛生的手指消毒が第一とされています．

確かに，衛生的手指消毒のほうが有利な点が多いですね．臨床では，衛生的手指消毒をどのタイミングで行えばいいですか？

あらゆる臨床場面において，手が目に見えて汚れていない場合は衛生的手指消毒を行うことが推奨されています．WHOが提言している5つのタイミングを参考にしてください（図8）．
日常的に行う非外科的治療の場合は，一人ひとりの診療の前後に衛生的手指消毒を行うことをルーティンとするべきです．それを徹底するには，各部屋の出入り口にディスペンサーを設置するなど設備を整えることも必要になると思います．

けっこう頻繁に行う感じですね．実際の衛生的手指消毒のやり方なのですが，アルコールは適切に使わないと消毒効果が得られないと聞いたのですが……．

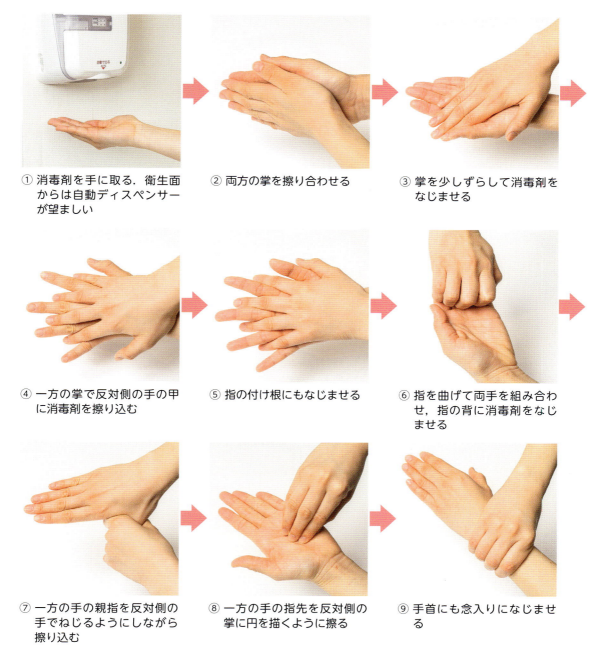

図9 衛生的手指消毒の手順

手指消毒の効果を得るには，消毒剤が滞留している間，手指が湿った状態に保たれている必要があります．できればノータッチ式で薬液を適量出すことのできるディスペンサーを使用して清潔で乾いた手にアルコール手指消毒剤を取り，指，掌，手の甲，指の間，手首に約20〜30秒かけて十分に擦り込んでください（図9）．指先と爪の生え際は念入りに．濡れた手にアルコールを取ると，濃度が薄まって消毒の効果が弱まるので，必ず乾いた手でしてくださいね．

- **ラビング法**
  洗浄液と流水を用いて手と前腕の汚れを洗い落とし，未滅菌ペーパータオルを用いて水分を拭き取り，乾燥させた後，アルコール手指消毒剤を用いて手と前腕を消毒する方法
- **スクラビング法（スクラブ法）**
  スクラブ剤を用い，ブラシを使用して手と前腕をブラッシングし消毒を行う方法
- **揉み洗い法**
  スクラブ剤を用い，ブラシは指先のみまたは使用せず，手と前腕を擦式消毒する方法
- **ツーステージ法**
  スクラブ剤を用いて手と前腕を消毒し，滅菌ペーパータオルを用いて水分を拭き取り，乾燥した後，アルコール手指消毒剤を用いて手と前腕を消毒する方法

図10　主な外科的手指消毒の方法

アヤカさんの真似をしてやってみます！　診療の際は患者さんにも手指のアルコール消毒をお願いしたほうがいいですか？

院内の感染対策として，来院される方全員に手指消毒をしていただくことは有効です．

外科的手指消毒

最も高度なレベルの手指衛生は，外科的手指消毒と呼ばれるものです．これは口腔外科手術の時だけではなく，感染リスクの高い患者さんを処置する際にも行うことが推奨されています．外科的手指消毒は，通過細菌だけでなく，手に棲みついている常在細菌までも減少させることを目的としています．
いくつか方法がありますが（図10），日常的手洗いを行った後にアルコール手指消毒剤で消毒を行う方法（ラビング法）が近年主流になっています．まず，表面に付いているすべての汚れを洗浄剤と流水を使って除去します．乾燥後，消毒剤を手と前腕に塗布します．その後，所定の時間（多くは3分）消毒剤を滞留させ，手が乾いてからグローブをはめます（図11）．汚染度の低い短時間の手術（60分以内）が連続して行われる場合，次の手術の消毒前の手洗いは省略でき，1時間以上の手術の後は再度手洗いを行うべきとされています．

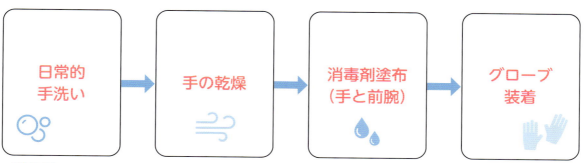

<注意点>
・アルコール手指消毒剤をまんべんなく手指と前腕に塗布する
・完全に乾燥させてからグローブを装着する（刺激性皮膚炎を発症する可能性があるため）
・強く擦りすぎない（常在菌を表出させる可能性があるため）

図11 ラビング法における外科的手指消毒の手順

手術時の手指消毒剤にはどのようなものを使えばいいのですか？

手術時の手指消毒では，殺菌活性が長続きする消毒剤を使用することが推奨されています．主な手指消毒剤を図12に，手指衛生に使用する製品の例を図13に示します．

アルコール過敏症の人は何を使えばいいですか？

アルコール手指消毒剤が使用できない方は，クロルヘキシジンスクラブ剤またはポビドンヨードスクラブ剤を用いれば適切な手指消毒が行えます．

ヨーロッパでは欧州標準化委員会（CEN）が定める試験に準じて消毒剤の即効性や持続効果などの評価を行い，その基準（欧州基準：EN）を満たした製品のリストが公表されています．外科的手指消毒の消毒剤はEN 12791，衛生的手指消毒の消毒剤はEN 1500の基準をクリアしていれば信頼性の高い製品と考えられます．

日本にもそういう基準やリストがあるといいですよね．実際，手術時に手指消毒剤を使用する時に守るべき注意点はありますか？

スクラブ剤
・4％クロルヘキシジングルコン酸塩スクラブ剤
・7.5％ポビドンヨードスクラブ剤

アルコール手指消毒剤
・0.2/0.5/1％クロルヘキシジングルコン酸塩含有エタノール剤
・0.2％ベンザルコニウム塩化物含有エタノール剤
・0.5％ポビドンヨード含有エタノール剤

図12 外科的手指消毒に用いられる主な消毒剤

　　　　手指洗浄剤　　　　　　　　　　アルコール手指消毒剤　　　手指用殺菌消毒剤

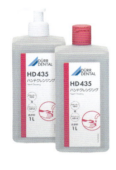　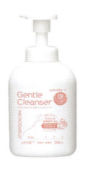　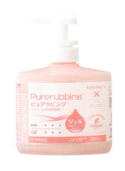　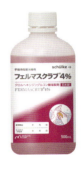

a　　　　　　　　　b　　　　　　　　　c　　　　　　　　　d

図13 手指衛生に使用する主な製品
　a：HD 435 ハンドクレンジング（DÜRR DENTAL，販売：ヨシダ）
　b：ジェントルクレンザーハンドソープ（schülke，販売：モレーンコーポレーション）
　c：ピュアラビング（schülke，販売：モレーンコーポレーション）
　d：フェルマスクラブ 4％（schülke，販売：モレーンコーポレーション）

メーカーが推奨している使用量やすり込み時間を確認してください．
特に，ラビング法ではアルコール手指消毒剤が手指と前腕の表面全体を覆い，なおかつ湿潤状態を保つことが重要とされています．手指や腕のサイズによって必要量が変わってくるので，推奨された量を使用して手指と前腕の表面全体が湿潤状態を保てない時は使用量を増やしてください．塗り残しがないよう注意しましょう．
ドイツでは 10 mL 以上使用することを推奨しているようです．

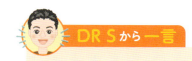

～手術時の手洗いについて～

　手術時の手洗いに滅菌水を使う医院もあるようですが，私は水道水で問題ないと考えています．水道水と滅菌水で，スクラブ剤を用いた手術時手洗い後の手の菌数を比べた研究では，有意差は認められなかったと報告されています[11]．また，滅菌水は汚染されやすいので管理が難しいという欠点もあります．

　手洗い時にブラシを使うとかえって手荒れを起こしやすく，皮膚が損傷すれば感染のリスクも高まるので好ましいとは言えません．スクラブ剤を用いた手術時の手洗いにブラシを用いた場合と用いなかった場合，45分後の手の菌数は同程度だったという報告もあります[12]．ブラシを使うとしっかり洗った気にはなりますが，ブラシを使わずにしっかり洗うほうがよいでしょう．

■ グローブをしていれば，手指は安全？

私，思ったんですけど，手指衛生を行った後にグローブをしていれば，その中の手指は清潔なままで安全なのでは？

グローブは個人防護具としてとても有用ですが，過信は禁物です．
グローブを外した後の手指の衛生状態を調べた研究によると，グローブにできたピンホール（穴）や，外す際の動作によって病原体が付着し，手指が汚染されていたことが確認されています[13]．

グローブも正しく使わなければ，感染対策にならないのですね．
グローブの使い方で気をつけることはありますか？

当然のことですが，グローブは異なる患者間では必ず交換すること．手指に傷があると，感染リスクが高くなるので注意が必要です．あと，患者さんにラテックスアレルギーがないか，問診で確認しておく必要があります．

グローブは滅菌済みのものを使うほうがいいですよね？

実は，治療者が滅菌されたグローブを着用した場合と滅菌されていないグローブを着用した場合で，抜歯後の感染症の発生に差はないということが報告されています[14, 15]．

粘膜内に達するような外科処置を行う場合には滅菌グローブの使用が推奨されますが，汚染された手で着用すると，微生物がグローブを通過して触った所を汚染してしまう可能性があります．グローブ装着の前後も手指衛生は必ず行いましょう．

今日は，手指衛生の大切さがあらためてよくわかりました．

適切な手指衛生は，患者さんだけでなく医療従事者やその家族も感染から守ることにつながります．効率的で適切な手指衛生の方法を学んで実践しましょう！

〈 マネジメントの要点 〉

- 自分たちの手指がいかに汚染されているか，汚染を運んでいるか意識する
- いつ，どのタイミングで手指衛生を行うか，院内で話し合ってルールを作り，実施する
- 院内の各所に手指衛生が実施できる設備を設ける
- 手指衛生のやり方よりも，行う習慣を身につけることが重要

■ References ■

1) Patel S, Puri T, Mannocci F, Bakhsh AA. The outcome of endodontic treatment using an enhanced infection protocol in specialist practice. Br Dent J. 2022; 232(11): 805–811.
2) 玉城英彦．手洗いの疫学とゼンメルワイスの闘い．人間と歴史社，2017．
3) Robert Koch Institut. Kommission für Krankenhaushygiene und Infektionsprävention. https://www.rki.de/DE/Themen/Infektionskrankheiten/Krankenhaushygiene/KRINKO/Empfehlungen-der-KRINKO/Fruehere-Empfehlungen/Downloads/Haendehygiene.pdf?__blob=publicationFile&v=1
4) TRBA 250 - Biologische Arbeitsstoffe im Gesundheitswesen und in der Wohlfahrtspflege. 2003.
5) Wynd CA, Samstag DE, Lapp AM. Bacterial carriage on the fingernails of OR nurses. AORN J. 1994; 60(5): 796, 799–805.
6) Kwok YL, Gralton J, McLaws ML. Face touching: a frequent habit that has implications for hand hygiene. Am J Infect Control. 2015; 43(2): 112–114.
7) Oughton MT, Loo VG, Dendukuri N, Fenn S, Libman MD. Hand hygiene with soap and water is superior to alcohol rub and antiseptic wipes for removal of Clostridium difficile. Infect Control Hosp Epidemiol. 2009; 30(10): 939–944.

8) Steere AC, Mallison GF. Handwashing practices for the prevention of nosocomial infections. Ann Intern Med. 1975; 83(5): 683–690.

9) 澤井洋子，結城房子，大久保　憲，川島忠興，大畑　智．手術時手洗いにおける消毒剤の皮膚におよぼす影響について．日本手術部医学会誌．1993；14(2)：289–292.

10) WHO Guidelines on Hand Hygiene in Health Care: First Global Patient Safety Challenge Clean Care Is Safer Care. Geneva: World Health Organization; 2009.

11) 藤井　昭，西村チエ子，粕田晴之．手術時手洗いにおける滅菌水と水道水の効果の比較．日本手術医学会誌．2002；23(1)：2–9.

12) Loeb MB, Wilcox L, Smaill F, Walter S, Duff Z. A randomized trial of surgical scrubbing with a brush compared to antiseptic soap alone. Am J Infect Control. 1997; 25(1): 11–15.

13) Korniewicz DM, Kirwin M, Cresci K, Larson E. Leakage of latex and vinyl exam gloves in high and low risk clinical settings. Am Ind Hyg Assoc J. 1993; 54(1): 22–26.

14) Cheung LK, Chow LK, Tsang MH, Tung LK. An evaluation of complications following dental extractions using either sterile or clean gloves. Int J Oral Maxillofac Surg. 2001; 30(6): 550–554.

15) Chiu WK, Cheung LK, Chan HC, Chow LK. A comparison of post-operative complications following wisdom tooth surgery performed with sterile or clean gloves. Int J Oral Maxillofac Surg. 2006; 35(2): 174–179.

参考資料

ドイツ歯科医師会（BZÄK）およびドイツ歯科衛生ワーキンググループ（DAHZ）ハイジーンプラン－手指衛生－

		どのように	何を用いて	使い方	誰が
手指	**手洗い**		・ディスペンサー式の洗浄剤 ・使い捨てのペーパータオルなどで乾かす	・就業前 ・汚染物の付着が確認された時 ・就業中	全スタッフ
	衛生的手洗い（量と作用時間を守り，無理に乾かさない）		ディスペンサー式の消毒剤 *	・診療室の準備前 ・診療の前後 ・診療が中断された時 ・診療室の点検や清掃時	検査や治療，清掃作業に従事するすべてのスタッフ
	手術時手洗い（量と作用時間を守り，無理に乾かさない） ・肘から下の腕部および手指の消毒（特に指先や爪の間を入念に） ・最後に滅菌処理されたグローブをはめる			・あらゆる外科的治療前，特に縫合を要する手術時 ・より高い感染リスクを有する患者へのすべての外科的治療の前 ・術後はグローブを正しく破棄し，衛生的手洗いを行う	
	ケア		ディスペンサーもしくはチューブ式のハンドケア製剤	・適宜	全スタッフ

*VAH リストに登録された，B 型 /C 型肝炎ウイルスおよび HIV に効果のある衛生的 / 外科的手指消毒剤
詳しくは DAHZ 衛生ガイドライン（DAHZ Hygieneleitfaden）5 章を参照
https://www.bzaek.de/fileadmin/PDFs/Berufsaus%C3%BCbung/Hygiene/Musterhygieneplan.pdf を改変

第2部

3章 環境表面のコントロール
Environmental Surface Disinfection

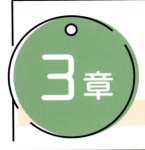

〈本章の学習ポイント〉

- 環境表面とは何か？
- 清潔域と不潔域の違いは何か？
- ユニット周りは清潔域か？　不潔域か？
- 環境表面の清拭にはアルコールを使えばよいのか？

■ 環境表面とは？

今日のテーマの環境表面って何ですか？

ちょっと聞き慣れない言葉かもしれませんが，私たちが日々働いているクリニックや病院のユニット，棚，壁や床などの表面を総称して「環境表面（environmental surfaces）」と言います．環境表面は，「治療を行う際の接触，飛沫やエアロゾルによって汚染され，微生物汚染（microbial contamination）の貯蔵庫となる」と，よく表現されます[1,2]．

微生物汚染の貯蔵庫ってなんだか恐ろしい表現ですね．そんな貯蔵庫を作らないための対策を教えてください．

言うまでもなく，患者さんとスタッフを守る感染予防の観点から，医療を行う現場は塵や汚染がなく清潔に保たれている必要があります．

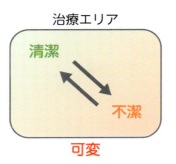
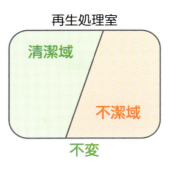

図1 　診療室内における清潔・不潔の概念
治療エリアは清潔と不潔を行き来する（治療のたびに可変）
再生処理室は清潔（再生処理済みの器具を扱うエリア）と不潔（汚染器具を扱うエリア）が明確に分けられ，両者が交わってはならない（不変）

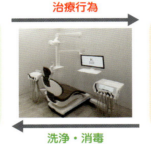

清潔
術前：器具などはすべて滅菌・消毒されている
術後：次の診療のために清潔域に戻す

治療行為 →
← 洗浄・消毒

不潔
術中：患者さんの血液や唾液などで汚染される

図2 　治療エリアは清潔と不潔を行き来するため，環境表面のコントロールにおける院内での取り決めが特に重要

ですが，本当に必要なことを見極めて作業しないと，やりすぎ，やらなさすぎ，やり方が不適当ということにもなりかねません．環境表面を適切に，効率良くコントロールできる方法をお話ししていきます．

■環境表面は清潔域？　それとも不潔域？

先生，環境表面って清潔域なんですか？　不潔域なんですか？

カオリさんは，清潔域と不潔域をどのように捉えていますか？
ユニット周りは清潔域と不潔域のどちらでしょう？

清潔域は清掃済みのきれいな場所で，不潔域は汚染されている場所っていうイメージです．ユニット周りは患者さんが座るところだから清潔域ですよね？

65

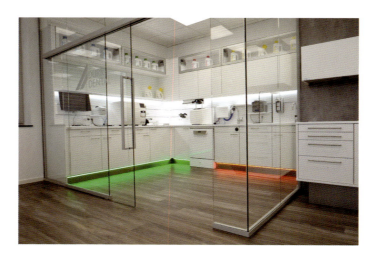

図3 視覚的に清潔域と不潔域のゾーニングがされた再生処理室
グリーンが清潔域，赤が汚染された器具を扱う不潔域（写真提供：デュールデンタルジャパン）

そこで治療を行ったとしても，そこはまだ清潔域ですか？

治療を行ったらそこは汚染されているはずだから，不潔域です．
あれ？　ということは，患者さんを治療するところは不潔域なんですか！？

混乱してきましたね（笑）．診療室内における清潔・不潔の概念を整理しておきましょう（図1）．

治療エリアは清潔と不潔を行き来する特殊な環境で，患者さんの血液や唾液などで汚染されたら，次の診療に備えて清潔に戻さなければなりません．感染を防ぐには，環境表面のコントロールにおける院内での取り決めが特に重要です（図2）．

再生処理室は，洗浄・消毒以上の処理をされた器具を扱うエリアが清潔域，汚染された器具を扱うエリアが不潔域と，明確に分けられますので，エリアに応じた環境表面のコントロールを行います（図3）．

■ 診療室内の2つの環境表面

清潔と不潔を行き来する……，確かにそうですね．
ということは，治療エリアの環境表面はすべて不潔前提で対応する必要がある

```
                    診療室の環境表面
                ↙                    ↘
        臨床的接触表面              日常的接触表面
    ユニット，キャビネット，椅子        壁，床，流し台
   診療中，汚染されたグローブでの接触やエア    診療中は直接触れず，病原体に汚染されてい
   ロゾルなどで病原体に汚染されている可能性   る可能性が低い場所
   が高い場所
                ↓                        ↓
          患者ごとに              汚れを目で確認した時／日ごとに
       クリーニング・ディスインフェクション    クリーニング・ディスインフェクション
            （洗浄・消毒）              （洗浄・消毒）
```

図4 診療室の2つの環境表面とコントロールの方法

んですか？　それはそれで大変そう．

環境表面は，臨床の関与度によって臨床的接触表面（clinical contact surfaces）と日常的接触表面（housekeeping surfaces）に分けて対応するといいですよ（図4）．

臨床的接触表面は，治療時にグローブを装着した手指で触れる表面を指します．たとえば，ユニットのライトハンドルやドクターテーブル，キャビネットの表面などがこれに当てはまり，治療中はエアロゾルの飛散や汚染されたグローブでの接触で汚染されている場所と考えられます．

一方，日常的接触表面は，壁，床，流し台など，治療中に直接触れることのない表面を指します．

その分け方なら，正しく無駄のないコントロールができそうです．
クリニックによって診療室の作りが違うので，スタッフ間で臨床的接触表面と日常的接触表面を確認する必要がありそうですね．

そのとおりです．どこまでを臨床的接触表面とするかを医院でルール化し，全員が同じ理解を持って行動することで厳密な感染管理を達成できるようになります．

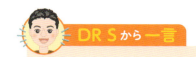

～清潔域と不潔域について～

　実は私自身，環境表面の感染対策に際し，清潔域と不潔域という区分けにとても悩んでいた時期がありました．オペをする時には清潔域を作って処置を行うと教わっていたのに，処置をし始めたらそこはたちまち不潔域になってしまうからです．

　でもある時，環境表面には清潔域と不潔域のほかに，清潔と不潔を行き来する臨床的接触表面，汚染の可能性の低い日常的接触表面という分類ができることに気づきました．

　清潔域に該当するのは，再生処理が終わった器具を取り扱うエリアや保管エリアで，ここは決して汚染されてはいけません．不潔域はすでに汚染物となったものを扱うエリア．臨床的接触表面は，処置前は清潔で処置後には汚染され，再度清潔な状態に戻さなければならないエリア，と考えると，汚染を広げない行動や適切なコントロールの仕方が見えてくると思います．

■ 環境表面のコントロール

先生，臨床的接触表面と日常的接触表面はそれぞれどのようにコントロールすればいいですか？

第1部でお話ししたことをおさらいしておきましょう．「感染対策は単に清潔にするということではない」と言いましたが，覚えていますか？

はい．衛生的安全性を確保するための医療活動，でしたよね．感染対策には汚染のコントロールが鍵だということも学びました．

そのとおり！　環境表面のコントロールにおいては汚染を広げないことがとても重要です．それによって接触感染を減らすことができます．
臨床的接触表面と日常的接触表面では臨床に関与している度合いが違うので，コントロールの方法も異なります（図4）．
臨床的接触表面は，汚染されている可能性の高い場所です．治療中に発生するエアロゾルによって，また歯科医師や歯科衛生士が汚染されたグローブで接触することによって，病原体が付着する可能性があります．さらに，汚染された

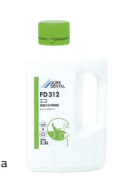
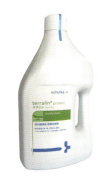

図5 日常的接触表面の清掃に使用する洗浄剤．a：FD 312 エコ（DÜRR DENTAL，販売：タカラベルモント，ヨシダ），b：テラリン プロテクト（schülke，販売：東京歯科産業）

表面を触ってしまうと，ほかの場所へ汚染を広げかねません．
ですから，臨床的接触表面に対しては，病原体の除去を目的として患者さんごとにクリーニング・ディスインフェクション（洗浄・消毒）を行います．血液などの目に見える汚れは直ちに取り除きます．

「微生物汚染の貯蔵庫」にならないよう，厳密なコントロールが必要というわけですね．日常的接触表面の場合は？

日常的接触表面は治療中に直接触れることはなく，病原体伝播のリスクが低い場所なので，通常の清掃で問題ありません．たとえば床は，毎日，診療後に消毒剤を追加せずに湿式洗浄するだけで十分です．ただし，血液，唾液，その他の感染の可能性のある分泌物で目に見えて汚染された場合には，その都度の洗浄・消毒が必要となります[2]．壁は清掃が難しいので，目に見える汚れが付着している場合は清拭を行うように心がけてください．私は消毒と清掃ができる拭き掃除用の製品を使用しています（図5）．

キャビネットの上や床に置いてある物はどけて掃除しなくてはいけませんか？

整理整頓されていないと，環境表面をきちんとコントロールするのは難しくなりますよ．診療室内はもちろんのこと，再生処理室や受付も含め，医院全体を無駄な物が出ていない状態に整えておく必要があります．

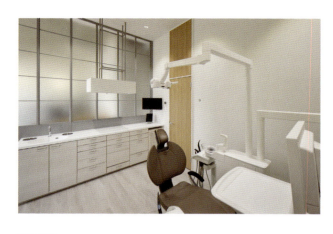
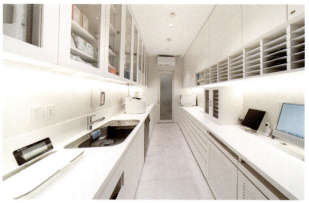

図6 理想的な院内の環境．環境表面を適切にコントロールするには，整理整頓が必要

参考までに，これが当院の写真です（図6）．環境表面の3原則として，「出さない・貼らない・増やさない」を掲げています．院内環境をシンプルにしておくことが環境表面コントロールの第一歩と言っても過言ではないでしょう．

先生の医院，全然物が出てない……．環境表面のコントロールを行うには，これが理想的な状態なのですね．うちの医院は，まず片付けから始めないと！

DR Sから一言

～ECRS（イクルス）の原則～

　ECRSは，Eliminate（排除），Combine（統合），Rearrange（入れ替え），Simplify（簡素化）の頭文字をとったもので，E→C→R→Sの順に改善できないか考えます．
E：そもそも，それ必要？　なくすことはできない？
C：1つにまとめられない？
R：順序や場所を入れ替えたほうがよくない？
S：もっと単純にできない？
ということを普段から考えながら院内環境を作っていくといいでしょう．

■ クリーニング・ディスインフェクションの実際

1) 洗浄

では，クリーニング・ディスインフェクションについて説明していきます．

最初のステップは「洗浄」です．有機物，塩類，目に見える汚れが環境表面に残っていると，消毒を行っても微生物の不活性化が妨げられてしまいます．ですから，洗剤や界面活性剤を使って清拭し，これらの汚れを物理的に取り除く必要があります．これでかなりの数の微生物を除去することができます．

手指消毒の回で教えていただきましたが，まずは化学的・物理的に汚れを落とすことが先なのですよね？

そうです．目に見える汚れを除去すること（洗浄）は一番重要で，汚れが残っているとせっかく消毒しても効果が落ちてしまいます．

清拭できない場所はどうすればよいのですか？

表面を十分に清拭できない場所はバリアフィルムで保護する必要があります．バリアについては後で説明します（77ページ参照）．

2）消毒

臨床的接触表面の消毒にはワイプ製品が便利です．
ワイプで清拭を行う場合，気をつけてほしいポイントが3つあります．①薬液の成分，②作用時間の確保，③拭き忘れがないこと，です．

① 薬液の成分

薬液はエタノールではいけないのですか？

エタノールによる消毒のみでは万全とは言えません．
臨床的接触表面でのターゲットは病原体，つまり血液，唾液などの体液や口腔内の細菌ですが，エタノールには血液や唾液に含まれる蛋白を凝固させる作用があり，かえってその中に病原体や汚れを閉じ込めてしまうことがあるのです．血液が付着している部位は先に洗浄を行ってからエタノールで消毒する必要があります．

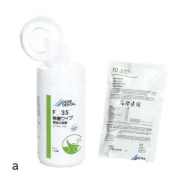
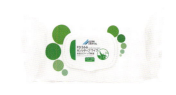
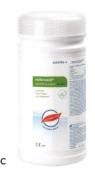

図7 洗浄と消毒の作用をもつワイプ製品．a：FD 350 除菌ワイプ（DÜRR DENTAL，販売：タカラベルモント，ヨシダ），b：FD 366 センシティブワイプ（DÜRR DENTAL，販売：ヨシダ），c：マイクロジッド センシティブワイプ（schülke，販売：モリタ，アズワン）

また，エタノールは揮発しやすいので，消毒効果を発揮する濃度を維持するのが難しい薬液でもあります．管理を怠ると，十分な消毒効果を得ることができません．

蛋白の含まれる汚れはアルコールを使う前に落としておく，と……．でも，洗浄してから消毒を行うのは二度手間で大変ですよね．

洗浄と消毒を一度に行えるワイプ製品が一般的です．当院では，洗浄効果と消毒効果を併せ持つ薬液のワイプを使っていますが，二度拭きする手間がかからないので，時間が節約できます（図7）．

それは便利ですね！　スタッフにはうれしいかも．

② 作用時間の確保
微生物を不活性化するのに十分な作用時間が確保できることも，ワイプを選択する際に重要なポイントです．使用されている不織布のサイズや厚みで作用時間がかなり異なります．大判で厚みがあり，しっかりと薬液が染み込んでいる製品を選ぶといいですよ．

2つの製品で作用時間を比べてみましょう（図8）．

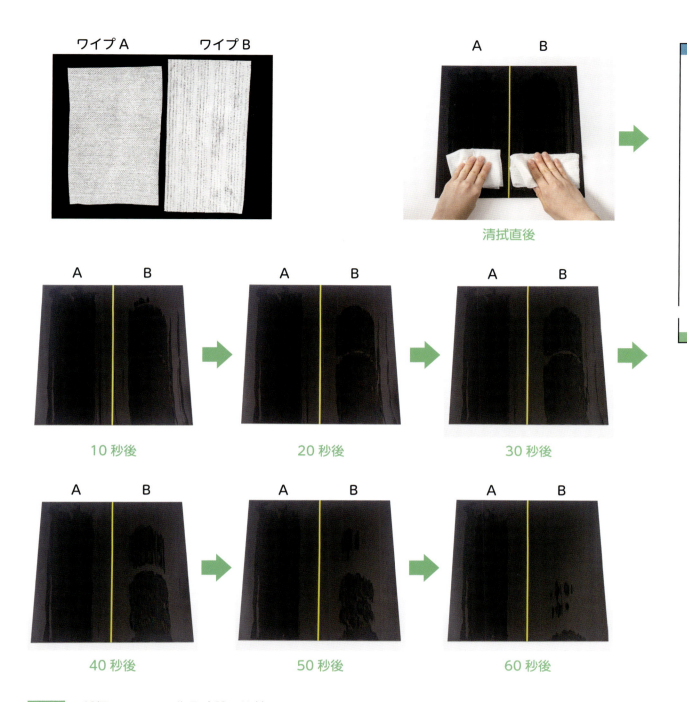

図8 2種類のワイプの作用時間の比較

あれっ，ワイプBは拭いたところが60秒でほとんど乾いてしまったけれど，ワイプAはウェットな状態のままですね．製品によってかなり違いがあることがわかりました．知らなかったら，どれも同じと思って使ってしまいそう．個々の製品の効果や作用時間などを比較したうえで製品を選ぶことが大切ですね．

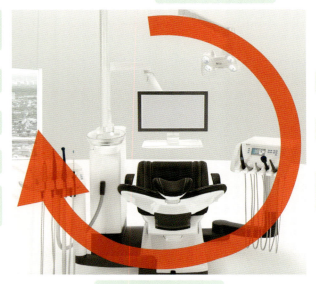

①ライトハンドル
②モニター周辺
③ドクターテーブル
④タービン，ハンドピースなど
⑤ヘッドレスト，座面
⑥アシストサイドテーブル
⑦バキュームなど
⑧スピットン周辺
⑨キャビネット天板
⑩その他の臨床的接触表面

図9 クロックワイズシステム
当院で考案した，環境表面（臨床的接触表面）を時計回りに清拭する方法．順番をマニュアル化することで，誰が行っても同じクオリティで清拭を完了できる

③ 拭き忘れがないこと

薬液が微生物に効果を発揮するためには，清拭の仕方も大切です．アヤカさんにお手本を見せてもらいましょう．

1方向に拭かなければならないと誤解されていることもありますが，しっかり拭くことを意識できるなら，拭き方は何でもよいと思います．拭いた跡が薬液で濡れていることを確認しながら拭くようにしてくださいね．

どこを拭いたかわからなくなってしまうことがたまにあるのですが，拭き忘れを防ぐ良いやり方はありますか？

当院では，拭き忘れなどのヒューマンエラーが生じないよう診療室内での清拭にクロックワイズシステムというルールを考案して，実践しています（図9）．汚染度の強い表面から始めて，拭く順番をイメージしやすいシステムで，だいたい2～3分で拭き終えることができます（図10）．

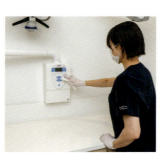
⑩その他の臨床的接触表面

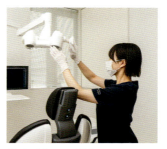
①ライトハンドル

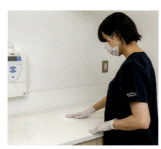
⑨キャビネット天板

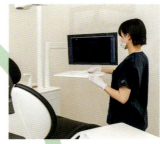
②モニター周辺

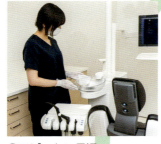
⑧スピットン周辺

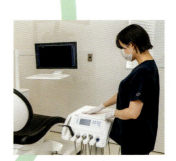
③ドクターテーブル

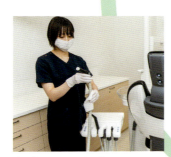
⑦バキュームなど

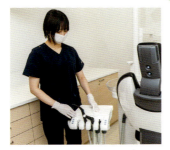
⑥アシストサイドテーブル

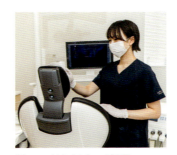
⑤ヘッドレスト，座面

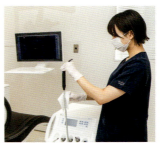
④タービン，ハンドピースなど

図10 クロックワイズシステムによる清拭

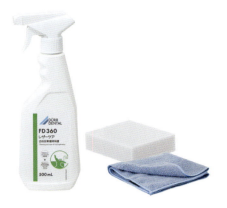

図 11 レザー専用のケア製品．FD360 レザーケア（DÜRR DENTAL，販売：タカラベルモント，ヨシダ）

こういうふうに順番がマニュアル化されていたら，拭き忘れや無駄な二度拭きを防げそうです．
どの場所も清拭用のワイプで拭いていいのですか？

環境表面と一括りに言っても場所によって材質が異なるので，薬液と材質の相性を確認してから使ってくださいね．特にレザー製のチェアは確認が必要です．また，レザーを長持ちさせるにはケアが必要ですので，当院では専用のケア製品を使っています（図 11）．

 DR Sから一言

～ワイプについて～

　同じ有効成分が入っていても，薬液の組み合わせによっては効果が相乗する場合や相殺される場合があり，消毒効果の高い製品とそうではない製品があります．紙の質も影響します．
　その点，ドイツではVAH（応用衛生協会）が製品ごとに薬液の成分やどの微生物にどのくらいの作用時間で効果を発揮するかを記載したリストを作成していて，歯科医療従事者が製品を比較検討する際の助けになっています．
　またヨーロッパでは，EN16615（欧州におけるワイプの規格）に準拠することが義務化されており，消毒力を定量的に評価できる試験によって薬液自体の効果，薬液とワイプとの相互作用の効果，清拭時に二次汚染させないことなどが証明されています．
　日本では，購入した薬液にワッテやワイプを浸漬して使用する医院も多いですが，薬液の浸透度にばらつきが出ると同時に，二次汚染のリスクも懸念されます．個々の消毒剤の効果を学ぶことも重要ですが，臨床的に適正な効果が得られるのか，本質に注目しなければなりません．

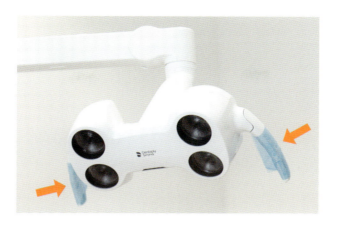

図12 欧米の歯科医院では，バリアフィルムはあまり使用されていない．CDCのガイドラインでは，「特に清掃が困難な表面はバリアで保護する」とされている

■ バリアフィルムは必要？

先生，うちの医院ではユニットにバリアフィルムを貼っているのですが，これは環境表面の感染対策として有効ですか？

日本ではそういう医院が多いと思いますし，臨床的接触表面がバリアフィルムで覆われていると視覚的にも安心できるかもしれません．ですが実は，欧米の歯科医院ではバリアフィルムはほとんど使われていないんです（図12）．

えっ，バリアフィルムは世界基準の感染対策ではないのですか？　日本ではけっこう見かけるのに．

日本でバリアフィルムの使用が広まった理由は，アメリカ疾病予防管理センター（CDC）のガイドラインにバリアのことが記載されているためではないかと思います．日本には感染管理のガイドラインがないので，CDCのガイドラインはよく参考にされていますからね．

ただ実際のところ，バリアについてはこう書かれています．

「Use surface barriers to protect, particularly for surfaces that are hard to clean, and change barriers between patients.」

（特に清掃が困難な表面はバリアで保護し，バリアは患者ごとに交換する．）[1]

表1 バリアフィルムを使用する際の注意点とデメリット

注意点	デメリット
・バリアは医療用の製品を使用する	・コストがかかる
・バリアは患者ごとに必ず交換する	・作業時間がかかる
・バリアを剥がす際は，汚染面に気をつけて扱う	・剥がした後に清拭を行うので二度手間
・バリアを剥がした後，清拭による洗浄・消毒を行う	・医療廃棄物の量が多くなる

ということは，どこにでもバリアを使うわけではない……．

そう，CDCのガイドラインは，あらゆる臨床的接触表面をバリアフィルムで保護することを推奨しているのではないのです．
私が見学に行った欧米の歯科医院では，バリアはほとんど見たことがありません．それはなぜかと言うと，清拭による洗浄・消毒で問題がないとされているからです．

逆に，欧米の歯科医院でバリアを使うのはどのような場所ですか？

キーボードやマイクロスコープのカメラやレンズなど，清拭が難しい場所はバリアフィルムの活用が望ましいとされています．
表1に，バリアフィルムを使用する際の注意点とデメリットをまとめたので，参考にしてください．

いろいろ納得しました！　医療廃棄物を減らすためにも，必要最小限の使用を心がけたいと思います．

医院によっては，グローブで触れてもよい場所の目安としてバリアフィルムを貼っていることもあるようですので，決してバリアを貼ってはいけないわけではなく，それぞれの医院の感染管理システムの中でルール作りをするとよいのではないでしょうか．

環境表面のコントロールは，洗浄・消毒のやり方，バリアフィルムの使用など，医院でのルール作りが大切ですね．

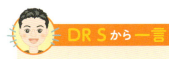

～環境表面の清拭にスプレーは危険？～

環境表面を清拭する際に，スプレーで消毒剤を噴霧している場面をよく見かけますが，ドイツのRKIガイドラインでは，スプレーの使用は推奨されていません．それは噴霧するとムラが生じやすいためと，スプレーミストが肺に入り込む危険性があるためです．スプレーは，布による清拭が行き届かない場所のみ使うようにしましょう．

〈マネジメントの要点〉

- 院内でどこを臨床的接触表面とするか話し合う
- 清潔域，不潔域というワードに惑わされない
- 清拭漏れのないように，クロックワイズシステムに則ってルールを決める
- 薬液は臨床試験をクリアしているものを使用する

■ References ■
1) Kohn WG, Collins AS, Cleveland JL, Harte JA, Eklund KJ, Malvitz DM; Centers for Disease Control and Prevention (CDC). Guidelines for infection control in dental health-care settings--2003. MMWR Recomm Rep. 2003; 52(RR-17): 1–61.
2) Empfehlung der Kommission für Krankenhaushygiene und Infektionsprävention beim Robert Koch-Institut (RKI). Anforderungen an die Hygiene bei der Reinigung und Desinfektion von Flächen. Bundesgesundheitsbl - Gesundheitsforsch – Gesundheitsschutz. 2004; 47: 51–61.

第2部

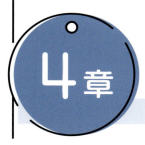

4章 器具の再生処理
Decontamination and Reprocessing of Dental Devices

〈 本章の学習ポイント 〉

● 器具の再生処理で最も大事な工程は何か？

● 器具はすべて滅菌するべきか？　どのような場合に滅菌が必要か？

● 器具の再生処理はどのような流れ（ワークフロー）で行うか？

● 滅菌器に入れた器具は，本当に滅菌できているのか？

■ 再生処理の考え方

先生，今日は器具の再生処理について教えていただけるとアヤカさんから聞いたのですが，再生処理ってどういうことですか？　消毒や滅菌のこと？

使用済みの器具を再び衛生的に安全な状態に戻す処理を「再生処理」と言い，医療を行ううえでとても大事な業務です（図1）．その中にはもちろん，消毒や滅菌も含まれます．治療器具を介した感染を起こさないために，正しい考え方に基づいた処理が必要です．

感染を予防するには，血液の付着した器具を滅菌すればいいんですよね？

血液が付着しているかではなく，その器具を次にどのような処置に使うかを考えて，衛生的安全性を確保するために滅菌が必要かどうかを判断します．器具を滅菌する理由は「粘膜内に挿入される医療器具による感染を防ぐため」です．

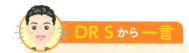

再生処理とは？
使用目的に合わせて器具を衛生的に安全な状態にする手段

分類 × 手順

図1 器具の再生処理の基本コンセプト

粘膜内に挿入する器具に微生物などが残留していると感染を生じる可能性があるので，滅菌が必須なのです．つまり，私たちは「何に使ったか」ではなく，「何に使うか」を考えて器具の再生処理を行う必要があります．

DR Sから一言

~器具の再生処理の歴史~

器具の再生処理が行われるようになったのは19世紀後半からで，歴史を振り返ると再生処理の重要さを再認識することができます．

19世紀半ばに麻酔が導入され，多くの外科手術が行われるようになりましたが，術後の敗血症による死亡率は非常に高いものでした．1866年，スコットランドのグラスゴー大学で外科部長を務めていたリスター（Joseph Lister）は，「敗血症の主な原因は外科医と器具，そして助手にある」と考え，複雑骨折の治療において傷口からの感染を防ぐために石炭酸（フェノール）を使用しました．患者の傷は化膿することなく完治し，それ以降，石炭酸の水溶液を外科医の手や器具，患者の皮膚に噴霧するなどの方法を用いて手術による死亡率を激減させました．そこからヨーロッパを中心に手指や器具の処理を行うことの大切さが広まり，現在に至っています．

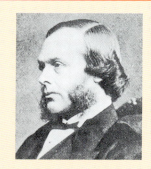

ジョゼフ・リスター（1827～1912）
(https://ja.wikipedia.org/wiki/ジョゼフ・リスター)

■ 再生処理器具の分類

器具は「何に使うか」を考えて再生処理をするということですけど，どういう基準で分けていけばいいんですか？

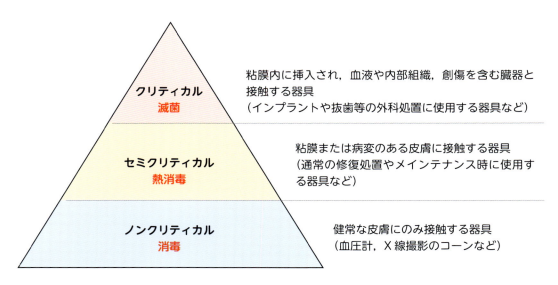

RKIでは，クリティカルとセミクリティカルをさらに特別な再生要件の有無によってA（単一な構造）とB（中空構造や複雑な構造）に分類している（クリティカルにはCもあるが，歯科では該当するものがほぼない）．Bは使用後すぐに一次洗浄が必要

図2 RKI分類による器具の分類と再生に必要な処理

「スポルディングの分類」というのを聞いたことがありませんか？　アメリカのテンプル大学で微生物学と免疫学の教授だったスポルディング（Earle H. Spaulding）が1939年に提唱した，患者組織との接触程度に基づく医療機器の処理レベルの分類で，現在も消毒や滅菌のレベルを評価する際に参考にされています．

スポルディングの分類では，医療器具はノンクリティカル・セミクリティカル・クリティカルの3つに分類されています．歯科医療で使用する器具について大まかに把握するなら，ノンクリティカルは皮膚に接する器具，セミクリティカルは粘膜に接する器具，クリティカルは粘膜内に挿入する器具，でよいと思います．

歯科医院だと，使用器具のほとんどはセミクリティカルかクリティカルですね．

はい．分類のレベルにより求められる再生処理の方法は異なり，ノンクリティカルでは消毒，セミクリティカルでは熱消毒，クリティカルでは滅菌が必要となります．

ドイツの RKI（ロベルト・コッホ研究所）ではスポルディングの分類を改良し，セミクリティカルとクリティカルをさらに特別な再生処理要件の有無で A と B に分類しています[1,2]（図 2）．A は探針のように中空でなく単一な構造の器具，B はハンドピースなど中空で複雑な構造を有する器具です[3]．
洗浄・消毒・滅菌については後で詳しく解説します．

今まで，血液が付いているかどうかで判断していたのですが，「何に使うか，どこに使うか」で分類しないといけないのですね．

■ 器具の再生処理の流れ

続いて，器具の再生処理の流れについて見ていきましょう．図 3 に簡単に示しましたが，この中でメインになるのが，「洗浄・消毒・滅菌」です．
カオリさんは，この洗浄・消毒・滅菌の違いを理解していますか？ 洗浄・消毒・滅菌を行うと，汚染された器具はどのように変化するでしょうか？

洗浄・消毒・滅菌の順番でよりきれいになるんですよね，きっと．

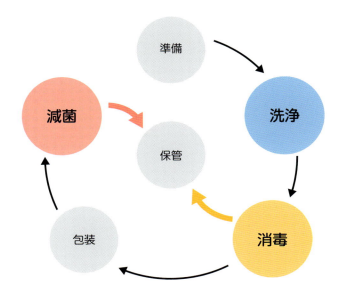

図3　器具の再生処理の流れ

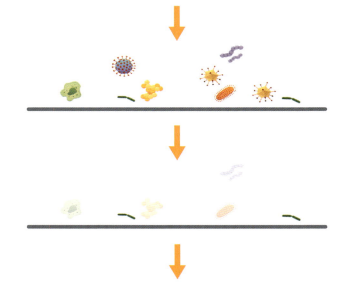

① **洗浄前**
器具の表面には細菌，ウイルス，患者の血液や組織などの汚れが付着している

② **洗浄**
主に有機物は取り除かれるが，細菌やウイルスは完全には除去できない

③ **消毒**
病原微生物を感染症が起こらない水準まで死滅，あるいは不活化させる

④ **滅菌**
すべての微生物が殺滅・不活化される

図4 洗浄・消毒・滅菌による微生物減少のイメージ

ざっくりしたイメージだとそういう感じです．イラストでもう少し臨床的に見てみましょう（図4）．
ここに汚染された器具があるとします．器具に付着した汚れの中には細菌やウイルスはもちろんのこと，患者さんの血液や体液，組織片などの有機物も含まれています．この汚染された器具を洗浄するとどうなるでしょう．
洗浄によって血液などの有機物が取り除かれました．細菌やウイルスなどの微生物も一緒に洗い流されますが，完全に除去できるわけではありません．

細菌やウイルスが完全には除去できないなら，いきなり消毒してはいけませんか？

消毒剤には有機物を除去する働きはなく，かえって蛋白を凝固させてしまうので，洗浄によって有機物を取り除いた後に消毒を行う必要があります．

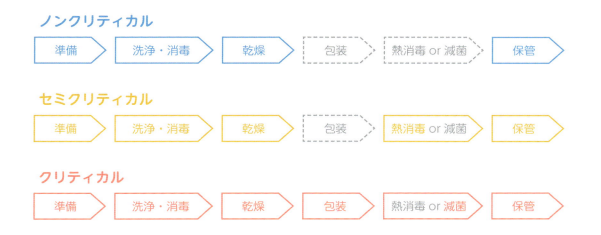

図5 ノンクリティカル，セミクリティカル，クリティカルの器具における再生処理の流れ
グレーの部分は行わない作業を示す

洗浄を適切に行うことで，続く消毒・滅菌の効果を最大限に引き出すことができるようになるため，洗浄は器具の再生処理の中で最も重要なステップと言えます．

続く消毒のステップでは，微生物を死滅させる，あるいは不活化して，感染症が起こらない水準にまでその数を減らすことで感染のリスクを低減します．

消毒を行ってもまだ微生物は若干残っている可能性があるのですね．

滅菌を行うと，すべての微生物が殺滅・不活化されます．再生処理の作業としては，洗浄・消毒と滅菌とを分けて考えるとよいでしょう．

ノンクリティカル，セミクリティカル，クリティカルの器具は，それぞれどのような作業になりますか？

ノンクリティカルは洗浄・消毒まで，セミクリティカルは熱消毒まで，クリティカルは滅菌まで行います（図5）．
私の医院では，トラフィックライトシステムという再生処理のフローチャートを考案し，それに沿って器具を分類し，再生処理作業を進めています．

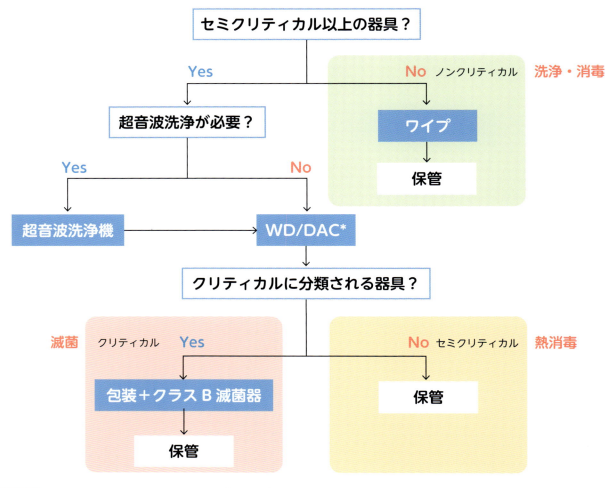

図6 トラフィックライトシステム（マシン）
当院で考案した器具の再生処理のフローチャート．DAC：歯科用ハンドピース再生処理機器

マシン（ウォッシャーディスインフェクター：WD）の場合のフローを図6に，マニュアル（用手洗浄）の場合を図7に示します．

マニュアルでセミクリティカル以上の器具の処理を行う場合，RKIでは薬液浸漬を2回行うことが推奨されています．1回目は洗浄，2回目は消毒のイメージですね．この後，滅菌または熱消毒の工程に進めます．

一方，マシン（ウォッシャーディスインフェクター：WD）の場合は洗浄から熱消毒までが自動で行えます．機械的な熱消毒は薬液による消毒よりも優先されるため，RKIでは機械による洗浄・熱消毒を推奨しています．特に中空になっているなど複雑な構造をした器具では機械的な洗浄・熱消毒が求められます．クリティカルの器具は，WDから出した後，滅菌の工程へと進めます．

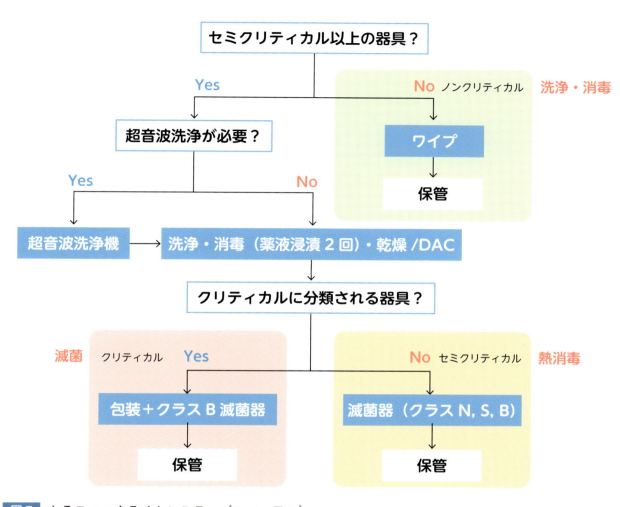

図7 トラフィックライトシステム（マニュアル）

 ■ 最も重要なステップ：洗浄

では，ここから器具の再生処理におけるそれぞれのステップについて，詳しくお話ししていきます．まずは，再生処理の中で最も重要な「洗浄」です．RKIのガイドラインにもこのような記載があります．

「Only clean medical devices can be sterilized in a reliably effective manner. Cleaning is therefore of paramount importance in the overall reprocessing procedure.」

（確実で効果的な方法で滅菌することができるのは，清潔な医療機器だけである．したがって，洗浄が再生処理の手順全体において最も重要である．）

①**物理的作用**
・用手でのブラッシング
・超音波洗浄
・水流を利用した噴射（WD）

②**化学的作用**
・洗浄剤

図8 洗浄における物理的作用と化学的作用

洗浄が一番大事というのはちょっと意外だったのですが，ドイツのガイドラインにも明記されているのですね．器具の汚れをしっかり落とせる洗浄の方法を教えてください．

汚れを確実に落とすには，物理的作用（用手でのブラッシング，超音波，水流を利用した噴射）と，化学的作用（洗浄剤）を組み合わせて洗浄を行っていきます（図8）．
カレーを食べた後のお皿を洗う時，スポンジだけで擦るよりも食器用洗剤を併用して洗ったほうが，お皿が簡単にきれいになるでしょう？

あ～，それわかりやすいです！　カレーのお皿の浸け置き洗いが，使い終わった医療器具の浸漬洗浄にあたるわけですね．

お皿に付いたカレーも時間が経つとカピカピになって取りづらくなるように，器具に付着した血液や組織も乾くと除去しづらくなりますので，使用後は速やかに浸漬洗浄を行う必要があります．
器具を洗浄する際に気をつけていただきたいのが，<u>器具の表面に洗浄剤をしっかりと接触させる</u>ことです．浸漬洗浄を行う際に器具全体が洗浄液に浸かっていなかったり，分解できる器具をそのまま洗浄したりすると，効果が十分に得られません．

後で消毒や滅菌をするからといって，洗浄のステップをおろそかにしてはいけないということですね．
浸漬洗浄の前や，器具をWDに入れる前には流水で予備洗浄を行ったほうがいいですか？

流水下での予備洗浄は，汚染物が飛び散る可能性があるのでお勧めできません．セメントなどの付着物を取り除くための拭き取りは行うべきですね．

洗浄の際，温水を使うほうが汚れは落ちやすいですか？

温水のほうが冷水よりも汚染除去効果が高く洗浄剤の活性に適していますが，60℃を超えると汚れに含まれる蛋白が凝固し，洗浄剤に添加してある酵素にも影響を与えます．
特に超音波洗浄機は長時間の使用で洗浄液が高温になりやすいため注意が必要です．洗浄に適している温度は40〜45℃です．

うちのクリニックは用手洗浄を行っているのですが，WDを使う場合のメリットは何ですか？

WDは洗浄だけでなく熱消毒まで行えるので，作業効率，安全面，マンパワーなど多くの点で優れていると言えます．器材の特徴については最後に詳しく紹介しますね（108ページ参照）．

DR Sから一言

〜用手洗浄を行う際にお勧めのスポンジ〜

用手洗浄では物理的に表面の汚れを擦り取りますが，オススメはセルローススポンジです．セルローススポンジは天然パルプを主原料に100％天然素材でできていて，器具を傷つけにくい，微生物が繁殖しにくい，吸水性が良い，耐熱性がある（製品によっては140℃まで耐えられる），耐薬品性がある，環境に優しい，などの特徴があります．

①**熱消毒（セミクリティカル以上の器具）**
・WD（洗浄〜熱消毒まで自動）
・高圧蒸気滅菌器

②**薬液消毒（ノンクリティカルの器具，熱消毒できないセミクリティカルの器具）**
・洗浄成分と消毒成分の両方が配合されている薬剤（薬事法の関係で除菌液と記載されている場合あり）

図9　熱消毒と薬液消毒

■ 洗浄とセットで考えよう：消毒

消毒には熱消毒と薬液による消毒がありますが，最近は消毒の工程を単独で行うことは減ってきているので，基本的には洗浄とセットで考えてよいと思います（図9）．薬液消毒の場合は洗浄成分と消毒成分の両方が配合されている製品を使うと作業が簡便になりますし，WDを用いれば洗浄から熱消毒まで自動で行えます．

先ほどお話ししたように，セミクリティカル以上の器具では熱消毒が求められますので，WDが導入されていないクリニックでは薬液による洗浄・消毒後に滅菌器で熱消毒を行う必要があります．

薬液による消毒の場合は，どのようなものを選べばいいですか？

環境表面の回でお話ししましたが，エタノールなど単体の成分の薬液は適切な扱いや管理を怠ると，期待する消毒効果が得られない場合もあるので注意してください．

一般の歯科医院では，複数の成分が配合され製品として効果がはっきりと示されているもの，洗浄と消毒が一度にできるものを選ぶほうが安全で楽だと思います（106ページ参照）．

VAH（ドイツ応用衛生協会）では消毒効果の認められる製品のリストを作成していて，一般の歯科医院が製品を選ぶ際の参考になると思います．医療者として，どの消毒剤がどの細菌やウイルスに効くか，知識としては知っておくべきですけどね．

作業をする側からすると，楽で効果の高いものを使いたいです！
洗浄・消毒後の乾燥はどのように行えばいいですか？

最終的なすすぎと乾燥は，洗浄・消毒された医療器具の再汚染を排除する条件下で行われなければなりません．乾燥の工程は，医療用乾燥機を使用するか，または衛生的な環境で布とエアーを用います．
水分を拭き取る場合は，普通の布では繊維が紛れ込んで汚染させてしまうので，マイクロファイバークロスのような繊維の出にくい生地をお勧めします．エアーを用いる場合，コンプレッサーによっては微量の油が混ざってしまう機器もあるので，RKIでは，乾燥には即効性があり効果的な医療用圧縮空気の使用が推奨されています．

■ なぜ滅菌時には包装が必要なの？

クリティカルな器具は滅菌の前に包装（パッキング）しますけど，あれは何のためですか？　器具は包装しないと滅菌できないのですか？

そう思っている方も多いのですが，そういうわけではなく，包装するのは滅菌後に器具を使用するまで「無菌性を保証するため」なんですよ．

なるほど！　使う時に無菌の状態じゃないと困りますものね．無菌性を保証するために必要なことは何ですか？

①滅菌剤が十分に浸透すること，②しっかりとシーリングが行われること，③滅菌後に適切な条件で保管されること，の3つです．

表1 包装材の種類と特徴

	滅菌バッグ（滅菌パック），滅菌ロール，パウチ	滅菌ラップ	コンテナ
使い方	器具を紙とフィルムで包みシーリングをして保護する	カセットなどを包むようにしてテープで留めて使用	カセットをボックスに入れて使用
メリット	・比較的安価 ・中身に何が入っているか目視で確認できる	・比較的安価 ・そのまま広げて臨床で使用することができる	・作業が簡素化できて楽 ・医療廃棄物が出にくい ・ランニングコストが安い ・安全に無菌性を保ちやすい
デメリット	・シーリングが必要 ・医療用のシーラーでないと無菌性を担保できない ・ランニングコストがかかる ・保管が正しくないと汚染されやすい ・医療廃棄物になる	・包装する手間がかかる ・ヒューマンエラーが比較的起きやすい ・医療廃棄物になる	・導入コストが高い ・中が見えないのでしっかり表記や分類をしないと見分けがつかなくなる

滅菌処理においては，滅菌剤（高圧蒸気滅菌の場合は蒸気）が器具の表面に接触することが重要です．歯科で使用される包装材には，主に滅菌バッグ（ロール），滅菌ラップ，コンテナの3種類があります（表1）が，滅菌剤の浸透を考慮した材質が求められます．

包装材には，滅菌後に外部から微生物が侵入するのを防ぎ，器具の無菌状態を維持できる品質も求められます．シーリングがうまくいかないと容易に微生物の侵入を許してしまうので，ヒートシーラーは医療用のものを使用するべきです．包装作業が確実に行われているかチェックするために，「シーリングチェック」を行うことが推奨されています（図10）．

また滅菌バッグやラップは衝撃や水濡れに弱いという特性がありますので，滅菌後は適切な条件下で保管することも重要です．水回りや直射日光の当たる場所，重ねすぎや束ねるといった行為は避けるようにしましょう．

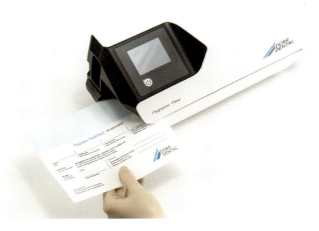

図10 シーリングチェック
Hygopac View（DÜRR DENTAL，日本未販売）

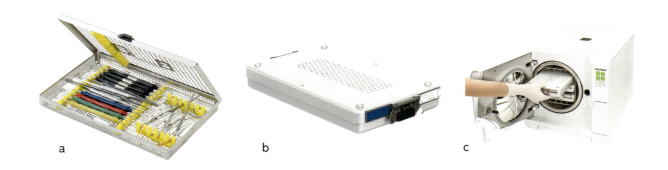

a　　　　　　　　　　　　　b　　　　　　　　　　　　　c

図11 エースクラップ滅菌コンテナシステム（Aesculap，販売：松風）
a：JG389R デンタルトレイ，b：JN092 特殊サイズ滅菌コンテナ
器具の密閉移送や保管にコンテナを使用することで，感染リスクの低減を図ることができる．コンテナのまま滅菌可能（c）

包装材は何を選べばいいですか？

表1に滅菌バッグ，ラップ，コンテナの特徴を示します．滅菌バッグや滅菌ロールは薬事法に該当しておらず雑品扱いになっていますので，安価な製品は品質をよく確認したうえで購入してください．RKIのガイドラインに従う場合は，EN ISO 11607 や 868 に準拠している製品を選ぶといいですよ．ヨーロッパでは多くのクリニックでコンテナが導入されていて，日本でも今後コンテナの需要が高まるのではないかと思います（図11）．

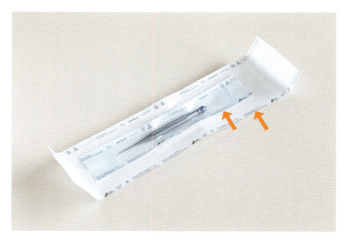

図12 長期に器具を保管する場合は，包装を二重にする

包装された器具はどのくらいの期間，保管していいですか？

保管期間を決める条件は，①包装材の品質，②シーリングの完全性，③保管環境の3つです．これらが満たされていれば，滅菌バッグ，ラップの場合は6か月間の保管が可能です．さらに長期に保管を行う場合は，包装を二重にすることで5年間，保管できます（図12）．コンテナの場合は，より保管環境が整っているので，6か月〜1年間とされています．

■ 滅菌を極めよう！

最後は，器具の再生処理の花形とも言える「滅菌」のステップです．
カオリさんが勤めるクリニックでも高圧蒸気滅菌器（オートクレーブ）を使用していると思いますが，なぜ高圧で水蒸気を当てると器具が滅菌できるのかわかりますか？

高圧で水蒸気……．わかりませ〜ん！

滅菌を正しく理解して臨床で実践できるよう，ちょっと深掘りしていきましょう．

A 通常のフラスコでの実験

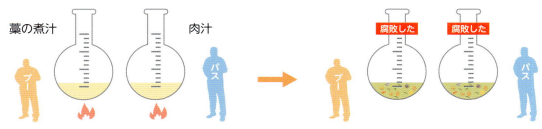

B 白鳥の首フラスコでの実験

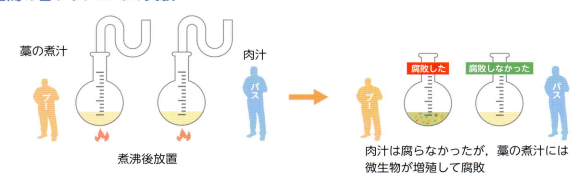

図13 微生物の自然発生を巡って論争を繰り広げたプーシェとパスツールの実験

1) 学ぶべき滅菌の軌跡

滅菌についての考え方を学ぶにあたって，19世紀中頃に起こった「微生物の自然発生」を巡る科学論争のお話をしたいと思います．微生物は栄養さえあれば自然発生するという考え方（自然発生説）を支持するプーシェ（Félix Archimède Pouchet）と，自然発生説を否定するパスツール（Louis Pasteur）の実験を振り返ってみましょう．

フラスコの中に，プーシェは藁の煮汁を，パスツールは肉汁を入れて煮沸し，数日間放置したところ，どちらの液体も濁って腐敗臭がするようになりました（図13-A）．これはフラスコ内に微生物が発生，増殖したためです．その微生物は一体どこからきているのでしょうか．

えーっと，液体が触れている空気から？

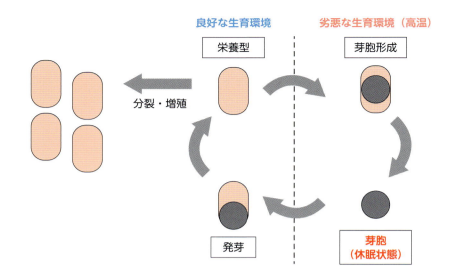

図14 細菌の生存戦略「芽胞」

正解！　パスツールは，肉汁が腐ったのは空気中の微生物が原因であると考え，かの有名な「白鳥の首フラスコ」を考案しました．このフラスコは首が2回曲げられていて，空気以外は入らない構造をしています．そのフラスコに先ほどと同じように藁の煮汁と肉汁を入れ，煮沸して中の微生物を殺滅して放置しました．この後どうなったと思いますか？

どっちの液体も腐らなかった！

はい残念！　肉汁には微生物は発生しませんでしたが，藁の煮汁では微生物が発生したのです（図 13-B）.

えっ，なぜなぜ？　沸騰で微生物はいなくなっているはずですよね？

実はここに，滅菌において非常に大事な考え方が潜んでいます．藁の煮汁に微生物が発生した理由は，藁の中の枯草菌が「芽胞」を形成していたからなんです．

芽胞って何ですか？

通常の細菌は，70℃，1分間の加熱で死滅しますが，細菌の中には生育に不利な環境になると芽胞と呼ばれる耐久性の高い構造を形成して生き延びるものがあります（図14）．芽胞は厚い殻で覆われていて，100℃の加熱や乾燥，消毒剤でも死滅しません．栄養や水分が与えられると芽胞は発芽して通常の菌体に変化し，増殖を始めます[4]．そのため，私たちが日常臨床で使用している滅菌器の温度や時間は，芽胞を殺滅できる条件に設定されているのです．

滅菌をする理由は，芽胞までなくすためだったんですね．芽胞は何℃になるといなくなるのですか？

その後の研究で，100℃の環境下で何時間も生存している細菌が発見され，120℃を超えると比較的短時間で確実に芽胞形成菌を殺滅できることが明らかになりました．そして，1880年頃に初めて滅菌器が作られました．

滅菌器って100年以上の歴史があるのですか？　驚きです．

2）高圧蒸気滅菌器について知ろう！
ここまで話してきたように，細菌や芽胞を効率良く殺滅するには滅菌時の温度を高くする必要があるわけですが，私たちが生活している場所では水を沸騰させても温度は約100℃です．これを120℃に上げるにはどうすればいいでしょう？

高圧にして温度を上げる？

そうです！　圧力と温度は比例関係にあり，通常の1気圧下で100℃の沸点は，2気圧下で約120℃まで上昇します．家庭で使う圧力鍋がこのくらいの設定になっていますね．医療用の高圧蒸気滅菌器は装置内を密閉して内部を高圧にすることにより水の沸点を上げ，高温の水蒸気を発生させて効率良く安全で安価に滅菌を行うことを可能にしています．ヨーロッパでは，温度設定121〜135℃の滅菌器が一般的です．

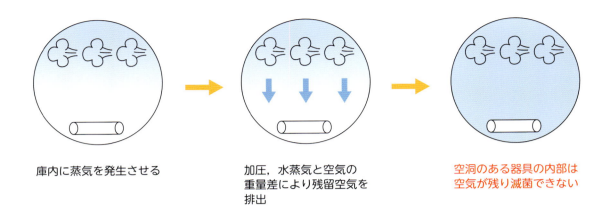

図15 重力置換型の高圧蒸気滅菌器の仕組み

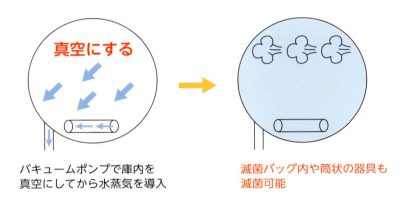

図16 プレバキューム型の高圧蒸気滅菌器の仕組み

滅菌器にも先生のオススメはありますか？

高圧蒸気滅菌器は，庫内の空気の排出方式によって「重力置換型」と「プレバキューム型」に分けられます．

重力置換型は，庫内に蒸気を発生または導入させた後，加圧および水蒸気と空気の重量差を利用して残留空気を排出させます（図15）．水蒸気が当たった器具の表面は滅菌されますが，空洞のある器具の内部や滅菌バッグの中には空気が残っているため水蒸気は侵入できません．

一方，プレバキューム型では水蒸気で庫内を満たす前にバキュームポンプを作動させて真空状態を作り出し，滅菌バッグや器具の内部からも空気を除去します（図16）．真空状態になったところに隅々まで水蒸気が流れ込むので，空洞

表2 小型高圧蒸気滅菌器のクラス分類（EN 13060）

分類	滅菌方式	対象となる器具	扱い
クラスB	プレバキューム型 真空工程複数回	包装された器具，空洞のある器具 ハンドピース，外科用インスツルメントなど	滅菌
クラスS	プレバキューム型 真空工程1回	滅菌器のメーカーが指定した器具（包装可）	熱消毒
クラスN	重力置換型	未包装で空洞のない器具 ミラー，ピンセット，印象トレーなど	熱消毒

があったり複雑な構造をしている器具の滅菌も可能です．密閉された滅菌バッグ内に水蒸気が十分に浸透することが，滅菌の条件として重要です．

じゃあ，滅菌バッグに入れた器具を重力置換型の滅菌器にかけると，バッグ内の器具の滅菌は不十分ということですか？

残念ながらそうなります．小型高圧蒸気滅菌器のヨーロッパ規格（EN 13060）では性能要件とそれに付随する厳しいテスト方法が規定されていて，滅菌可能な器具の種類や構造によってクラスN/S/Bの3つに分類されています（表2）．クラスN（重力置換型）は包装されていない器具を対象としているので，滅菌バッグは使用できません．プレバキューム型のクラスSとクラスBは，簡単に言うと庫内を真空にする回数の差で分けられていて，真空にする回数が多いクラスBでは長い空洞も真空にすることができます．クラスSは真空にする回数が少ないため滅菌器のメーカーが指定した器具のみが滅菌の対象になっていて，すべての器具を滅菌できるわけではないことに注意が必要です．

歯科で使用するすべての器具を包装した状態で確実に滅菌できるのはクラスBだけなんですね．

そうです．そのため，ヨーロッパでは基本的にクラスBが使用されています．ドイツでは滅菌の考え方がさらに進み，包装してクラスBの滅菌器で滅菌工程が終了した器具のみを「滅菌物」として扱うという流れになっています．

無菌性保証水準（sterility assurance level：SAL）
滅菌後に生育可能な1個の微生物が製品上に存在する確率のこと．医療現場の滅菌ではSAL≦10⁻⁶（滅菌後の器具に微生物の生存する確率が100万分の1以下）が求められる

滅菌保証
滅菌の工程が正しく行われたことが確認され，器具の無菌性が担保されること

図17 無菌性保証水準と滅菌保証

3）無菌性保証水準と滅菌保証

滅菌が確実に行われたかどうかを知る方法はありますか？

滅菌の工程が正しく完了したことを知る方法と，その結果として滅菌が確実になされたかどうかを知る方法があります．

確実な滅菌に求められる結果というのは？

滅菌後に生育可能な1個の微生物が製品上に存在する確率のことを「無菌性保証水準（sterility assurance level：SAL）」と言い，医療の現場で行われる滅菌ではSAL≦10⁻⁶が求められます（図17）．つまり，滅菌後の器具に生育可能な微生物の生存する確率を100万分の1以下にしなければいけないということです．

100万分の1っていうことは，100万回滅菌して1個の微生物が見つかるっていうことだから……ほぼ無菌じゃないですか！

まぁそうですね．滅菌は，無菌に限りなく近づくためのプロセスと言えるでしょう．無菌性保証水準が保たれるためには，滅菌の工程が毎回正しく完了している必要があります．滅菌が正常に行われた結果，器具の無菌性が担保されることを「滅菌保証」と言います．

表3 各種インジケーターの比較

	目的	使用の単位・頻度
物理的インジケーター（図18）	滅菌の工程を確認．温度，圧力，滅菌時間の長さなど，滅菌作業がどう行われたかを知ることができる	滅菌器稼働ごと
化学的インジケーター（図19）	滅菌状態の達成を確認．滅菌工程を確認するもの，滅菌器内の空気排除と水蒸気の浸透を確認するもの，包装内部の滅菌状態を確認するものがある	包装ごと
生物学的インジケーター（図20）	滅菌の結果を確認．指標菌の芽胞を用いて，芽胞を殺滅できたかを知ることができる	1日1回（始業前）

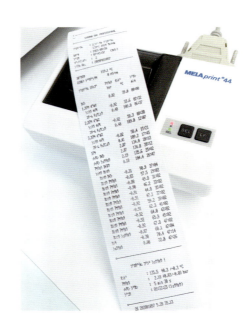

図18 物理的インジケーター
　　メラプリント44（MELAG，販売：ジーシー）．温度，圧力，滅菌時間などが記録され，滅菌器の動作を確認できる

滅菌の工程が正しく完了したことや，滅菌の結果が得られたかどうかは，どのような方法で確認できますか？

「インジケーター」を使って確認するといいでしょう．①物理的インジケーター，②化学的インジケーター，③生物学的インジケーターの3種類があります（表3）．物理的インジケーターは滅菌器の動作が正常かを確認するもので，温度，圧力，滅菌時間の長さが記録されます（図18）．私のクリニックではこの記録を印刷して確認，保管していますが，ヨーロッパではインターネット上で管理できる

表4 化学的インジケーターのタイプ

タイプ	種類	用途
1	プロセスインジケーター	滅菌工程を通過したかどうか（滅菌済みか未滅菌か）が確認できる．包装の外側に使用（図19a）
2	特定の試験のためのインジケーター	ボウィーディックテストにより滅菌器内の空気排除および水蒸気の浸透を確認．不合格の場合は扉パッキンの劣化，真空ポンプの性能低下，配管の劣化などが考えられる（図19b）
3	シングルバリアブルインジケーター	包装内部の滅菌条件が達成されているかを確認．1つの滅菌条件に反応
4	マルチバリアブルインジケーター	包装内部用．2つ以上の滅菌条件に反応
5	インテグレーティングインジケーター	包装内部用．すべての条件に反応（図19c）
6	エミュレーティングインジケーター	包装内部用．特定の工程についてすべての滅菌条件に反応．使用条件が限定されている

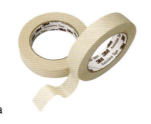
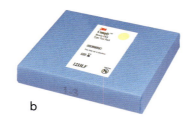
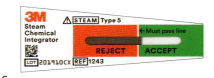

a b c

図19 高圧蒸気滅菌用化学的インジケーター
a：3M™ コンプライ™ 高圧蒸気滅菌用 化学的インジケータ テープ
b：3M™ コンプライ™ ボウィーディックテスト用テストパック 1233LF
c：3M™ アテスト™ 高圧蒸気滅菌用化学的インテグレータ 1243A（すべてソルベンタム）

ようになっています．

化学的インジケーターは，化学薬品が滅菌に必要な条件（温度，蒸気熱，時間）に反応し，滅菌条件に到達したかを評価するものです．滅菌工程を確認するもの，空気の排除および水蒸気の浸透を確認するもの，包装内部の滅菌状態を確認するものがあり，用途に応じて使い分けます．ISO 11140-1では6タイプに分類されています（表4，図19）．滅菌器の庫内で滅菌条件がクリアできていても，包装された器具に水蒸気が届いていなければ意味がないので，包装内部の滅菌条件をすべて確認できるタイプ5を勧めます．

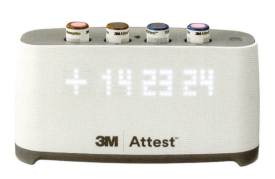
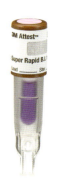

図20 超短時間判定用生物学的インジケーター
3M™ アテスト™ミニオートリーダー（ソルベンタム）

表5 洗浄・消毒・滅菌の重要ポイント

洗浄	消毒	滅菌
・器具使用後は速やかに行う ・洗浄液や洗浄に使用する水が高温にならないよう注意が必要 ・クリニックに適した方法と器具に適した洗浄剤を選択する	・セミクリティカル以上の器具では熱消毒が必要 ・複数の成分が配合され製品として効果が明らかにされているものを使用する	・高圧蒸気滅菌器は包装したすべての器具を滅菌できるクラスB（プレバキューム型）が望ましい ・インジケーターを使用して滅菌保証を行う

でも，滅菌条件をクリアできているからといって，芽胞をやっつけられたかどうかはわからないんじゃ……．

それを実現したのが生物学的インジケーターです．生物学的インジケーターは滅菌に対して強い抵抗性を持つ指標菌の芽胞を用いて，微生物の殺滅効果を検証することができます．高圧蒸気滅菌では指標菌として *Geobacillus stearothermophilus* が用いられることがほとんどです．

以前は結果が出るまでに1週間ほどかかり臨床で使用するには不便だったのですが，今は測定時間が30分を切る製品もあり，手軽に安全を確認することが可能になりました（図20）．生物学的インジケーターは，これからの歯科医療では必須になると思います．

図21 器具の再生処理の手順の一例

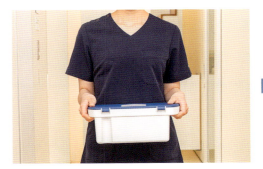
① 使用済み医療器具の運搬．運搬時は安全のため専用のボックスに入れる

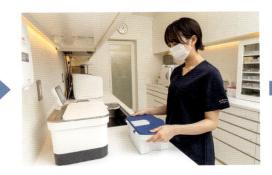
② 再生処理室の汚染域に運搬

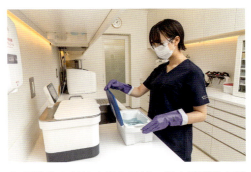
③ 汚染物や薬液を扱う時は，個人防護具を装着して作業を行う

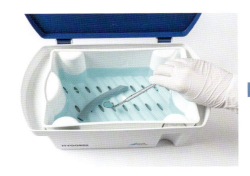
④ 器具を薬液に浸漬する場合，器具の表面全体が薬液に浸かるようにする

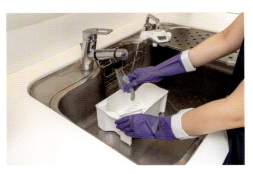
⑤ 薬液に浸漬後，水洗にて目に見える汚れがないか確認する

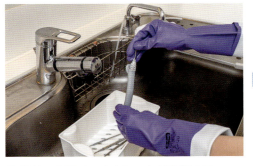
⑥ 筒状の器具は，中をしっかり確認する

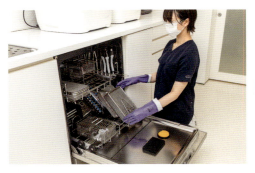
⑦ WDに入れる場合は，積載量（入れすぎ）や入れ方などに注意する

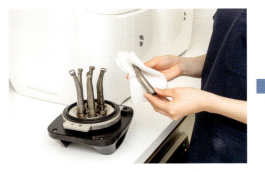
⑧ ハンドピース類は使用後，ワイプで表面を清拭する

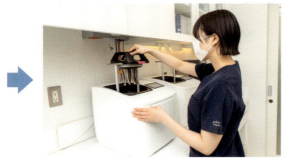

⑨ ハンドピース類は専用の機器にて処理を行う

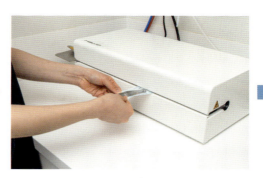

⑩ 洗浄・消毒後，器具がしっかり乾燥していることを確認し，クリティカルの器具は包装する

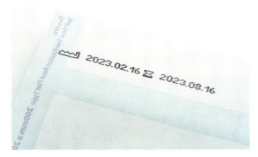

⑪ 包装材にLOTナンバーや処理日が記録されているとなお良い

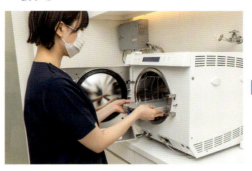

⑫ クラスBの滅菌器にて滅菌を行う．積載量や入れ方に注意する

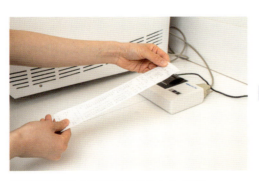

⑬ 滅菌器の動作確認ができるとなお良い

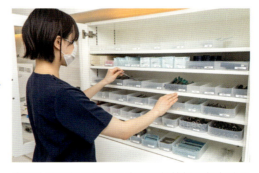

⑭ 再生処理後の器具を専用の保管棚に保存する

滅菌，深いですね〜．正しく実践して滅菌保証を確実にし，安全な状態で患者さんに治療を受けていただこうと思います．

話が長くなりましたが，洗浄・消毒・滅菌の重要ポイントを表5に，実際の作業の流れを図21にまとめます．また，今回の話に登場した器材についても最後に補足しておきますので，選択する際の参考にしていただければと思います．

■器具の再生処理に登場した器材について

1）薬液

　器具の再生処理に使用される薬液は，洗浄消毒剤がメインです（図22）．使用目的は，洗浄後の消毒・滅菌に悪影響を与える血液や分泌物，組織の残留物などを除去することです．薬事法の関係で「除菌液」と記載されている製品もありますので，成分をよく確認したうえで正しく使用する必要があります．

　アルカリ性の洗浄消毒剤は，蛋白や脂肪など酸性の汚れを溶解するのに非常に効果的で抗菌効果も期待できますが，機器の素材を傷める懸念もあります．医療機器を購入する際には，アルカリ洗浄に適した製品をお勧めします．

　抗菌スペクトルによる分類（低水準・中水準・高水準）を参考に消毒剤を選んでいるクリニックもあるかもしれませんが，単体の成分の薬液は正しい扱いと管理がなされないと，期待する効果が得られません．複数の成分が配合され，製品として効果が保証されている製品を選ぶほうが安全です．

　ドイツでは，消毒剤や洗浄消毒剤の選択と使用に関する簡単なガイダンスをVAH（ドイツ応用衛生協会）という組織が提供しており，各製品の有効性試験の結果が公開されています．認証された製品のリストはメーカーや対象の病原体ごとに検索が可能なので，それを参考に選択し，使用法を遵守することで器具の再生処理が安全に行われています．

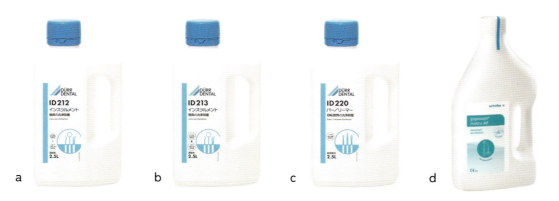

図22　器具の再生処理に使用する薬剤
a：ID 212 インスツルメント（DÜRR DENTAL，販売：タカラベルモント），b：ID 213 インスツルメント（DÜRR DENTAL，販売：ヨシダ），c：ID 220 バー／リーマー（DÜRR DENTAL，販売：タカラベルモント，ヨシダ），d：ギガセプト インスツル AF（schülke，販売：モリタ）

2）超音波洗浄機

　超音波洗浄機は，超音波による物理的作用と薬液による化学的作用で細部の汚れを落とすことのできる機械です（図23）．超音波により気泡を発生させ，それが破裂する時の力を利用して汚染物を剥がしていきます（キャビテーション効果；図24）．超音波自体に殺菌効果はありません．

　洗浄力は発生させる超音波の周波数によって決まり，周波数が低いと大きい気泡ができるため，強固な汚染物を剥離する粗洗浄に適しています．逆に周波数が高いと小さい気泡ができるため，微細な構造の洗浄に適しています．

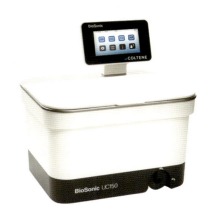

図23　超音波洗浄機
　　　バイオソニック UC150（COLTENE，販売：コルテンジャパン）

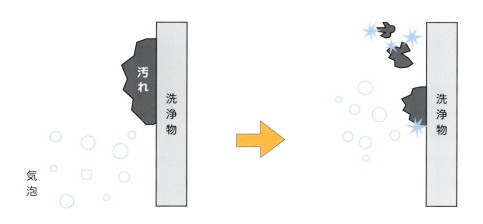

図24　キャビテーション効果

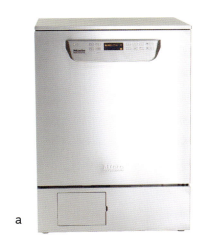
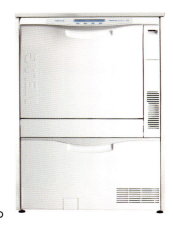

図25 ウォッシャーディスインフェクター
a：ミーレ ジェットウォッシャー PG8591（Miele & Cie，販売：白水貿易）
b：メラサーム 10（MELAG，販売：ジーシー）

　用手洗浄の場合，支台歯形成などで使用するバー，歯内療法で使用するファイル，ハサミの接合部など，微細な器具の内部や複雑な構造物に付着した汚染物はブラシで取り除くことが困難なため，超音波洗浄が必要です．超音波洗浄はステンレス鋼製器材または硬質プラスチック素材に非常に適しており，プロビジョナルレストレーションや義歯の洗浄にも使用することがあります．
　容量があまり大きくない機械が多いので，超音波洗浄を行うべき器具を正しく選別して使用しましょう．

3）ウォッシャーディスインフェクター

　ウォッシャーディスインフェクター（WD）は，器具の洗浄・消毒を自動で行う機械です（図25）．洗浄時に器具の表面から血液や組織などの蛋白を除去した後，高温の熱水で消毒を行い，乾燥させるまでの工程が自動で行えるため，用手洗浄を行う場合に比べ作業効率が良く安全で，均質な洗浄・消毒工程が達成されます．
　一般的な WD の工程は以下のようになります．
① 予備洗浄→②洗浄→③一次すすぎ→④二次すすぎ→⑤熱消毒 / 最終すすぎ→⑥乾燥

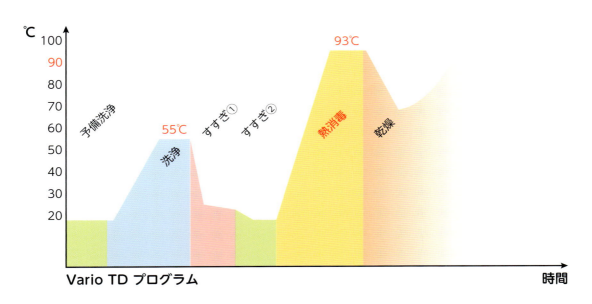

図26 ウォッシャーディスインフェクターの工程（ミーレ ジェットウォッシャー パンフレットより）
最低でも90℃で5分の熱消毒が必要

　WDでは，65℃以上の温度と対応する曝露時間にて熱消毒を実施します．熱消毒の効果を評価する尺度としてA_0値（Aノート）というものがあり，80℃での熱消毒に換算した時と同等の消毒時間を秒で表したものです．これはWDの国際標準規格 ISO 15883-1 に規定されています．

　手術器材に用いるWDの性能にはA_0値 3,000 以上が求められており，これは80℃の熱消毒を 3,000 秒行ったのと同等の効果という意味で，90℃に換算すると5分になります．つまり，最低でも90℃ 5分の熱消毒が必要ということです[5]（図26）．ドイツではDIN EN ISO 15883 という規格をクリアしたWDの使用が推奨されています．

4) 歯科用ハンドピース再生処理機器

　歯科治療で使用されるストレートハンドピース，コントラアングルハンドピースやタービンなどの機械器具は，内部構造が狭く，角度が付いているものもあり，とても複雑な構造をしています．また器具の動きを滑らかにする潤滑油を使用するため，内部に油分や汚れが残存すると故障の原因となります．

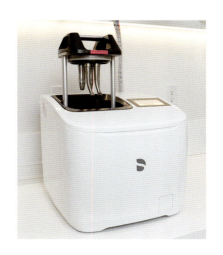

図27 歯科用ハンドピース再生処理機器．DAC ユニバーサル S（デンツプライシロナ）

　そのため，これらの機械器具の再生処理には，作業内容が保証される専用機器の使用をお勧めします（図27）．特にクリティカルな機械器具は，マニュアル作業ではなく機械的な洗浄作業が必要と言われています．このような機器のほかに，WD にもハンドピース専用のコネクターがあります．専用機器の使用は，器具を長持ちさせることにもつながります．

　クリティカルに分類される機械器具は，これらの機器を使用したとしても最終的にはパッキングしてクラス B 滅菌器での滅菌が必要です．

5）ヒートシーラー

　クリティカルの器具を滅菌する場合，滅菌バッグを用いた包装が必要となります．その滅菌バッグの封鎖に使用するのがヒートシーラーです（図28）．

　歯科医院の中には食品用のシーラーを使っているところもあるようですが，医療用として ISO 11607 の要件を満たすシーラーでないと，滅菌の際の高圧蒸気に耐えることができません．必ず医療用を用い，正しいシーリングを行いましょう．

　医療用ヒートシーラーには，①インパルスタイプ，②定温保持タイプ，③エンドレスシールタイプなどの種類がありますが，安定して安全にシーリングを行うにはエンドレスシールタイプがお勧めです．

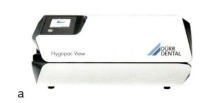 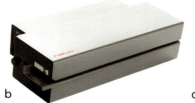 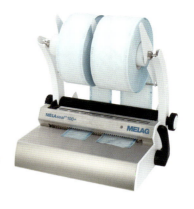

図28 ヒートシーラー
a：Hygopac View（DÜRR DENTAL，日本未販売），b：hd 680（hawo，販売：泰成），c：メラシール 100＋（MELAG，販売：ジーシー）

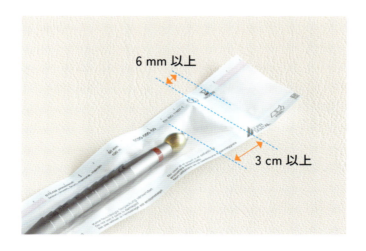

図29 シーリングシームの幅を 6 mm 以上に，シーリングシームと医療器具との距離を 3 cm 以上にする

　医療用ヒートシーラーは，包装内部の滅菌状態を器具の使用時まで長期に保つために，適正な温度，シール時間，シール圧力が求められます．ちなみに，RKI のガイドラインに記載されているシーリングのポイントは，シーリングシームの幅が 6 mm 以上であること，シーリングシームと医療器具との最小距離が 3 cm であること，です（図29）．

6）高圧蒸気滅菌器

　詳細は 97 ページ参照．包装された器具や中空の複雑な構造をした器具でも確実に滅菌が行えるのはクラス B だけです（図30）．

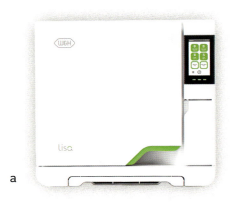
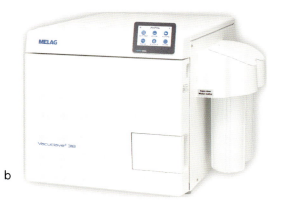

図30 クラスBの高圧蒸気滅菌器
　　　a：クラスBオートクレーブ リサ（W&H，販売：白水貿易）
　　　b：バキュクレーブ 318 Prime（MELAG，販売：ジーシー）

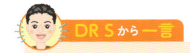

～再生処理室の考え方～

器具の再生処理を行う「再生処理室（sterilisation room）」を作るうえで気をつけたいポイントを紹介します．

ポイント1　汚染域と清潔域をしっかり区別する（ゾーニングが重要）
ポイント2　汚染域は再生処理室の入り口付近に設定する
ポイント3　再生処理室を技工室やスタッフルームと同じ空間にしない
ポイント4　再生処理室は各診療室・ユニットからアクセスしやすい位置に
ポイント5　再生処理室の入口には手指衛生のディスペンサーを設置する
ポイント6　ウォッシャーディスインフェクターを入れられるスペースを考えておく
ポイント7　再生処理室内に器具の保管場所を設ける
ポイント8　超音波洗浄機は汚染域に設置する
ポイント9　器具の量によっては滅菌器を複数台設置する
ポイント10　タービン・ハンドピースは自動処理が理想
ポイント11　再生処理室内にパッキングスペースを確保する
ポイント12　データで管理することを見すえてインターネット回線の導入を検討する
ポイント13　どこよりもきれいに整理整頓された空間に

〈 マネジメントの要点 〉

● 院内の器具について再生処理の分類を行う

● 正しい再生処理が行えるように，院内で手順や確認の手段を
検討する

● インジケーターを使用して，再生処理の目的が達成できているかを
把握する

■ References ■

1) Anforderungen an die Hygiene bei der Aufbereitung von Medizinprodukten. Bundesgesundheitsbl. 2012; 55: 1244–1310.

2) Anforderungen an die Hygiene bei der Aufbereitung von Medizinprodukten Empfehlung der Kommission für Krankenhaushygiene und Infektionsprävention beim Robert Koch-Institut (RKI) und des Bundesinstitutes für Arzneimittel und Medizinprodukte (BfArM) zu den "Anforderungen an die Hygiene bei der Aufbereitung von Medizinprodukten". Bundesgesundheitsbl - Gesundheitsforsch – Gesundheitsschutz. 2001; 44: 1115–1126.

3) German Federal Association of Dentists (BZÄK) and German Working Committee for Hygiene in Dental Practices (DAHZ). HYGIENE PLAN/ WORK INSTRUCTIONS for dental medicine.

4) 増澤俊幸．感染制御の基本がわかる微生物学・免疫学．羊土社，2020．

5) AKI Working Group Instrument Reprocessing. Instrument reprocessing In Dental Practices － How To Do It Right －. 4th anniversary edition 2016. http://www.frankshospitalworkshop.com/equipment/documents/autoclaves/background/Instrument%20Reprocessing%20in%20 Dental%20Practices%20-%20AKI.pdf

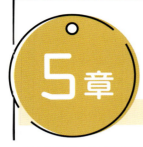

第2部
5章 排水路・印象体への対応
Drain Pipe/Impressions

〈 本章の学習ポイント 〉
- 排水路とはどこのことか？
- 排水路を洗浄・消毒する理由は何か？
- 排水路や印象体は水洗だけだと問題があるのか？

■ 手遅れにならないうちに始めたい！　排水路の管理

最後に取り上げるのは排水路と印象体です．
まず，図1の写真を見てください．

わっ，このドロドロに詰まった管は何ですか？

これは長年使われてきた歯科医院の排水管の内部です．歯科治療に水は必要不可欠ですから，安心・安全な治療を行うためには，常に水路を適切に手入れしておかなければなりません．水路には給水と排水がありますが，排水路に対しては薬液を使って管理を行います．

排水路と印象体は，ここまでお話ししてきた手指衛生，環境表面や器具の再生処理とは異なる特殊な薬液を使用して衛生的安全性を確保する場所や物という位置づけなので，個別に取り上げていきます（図2）．

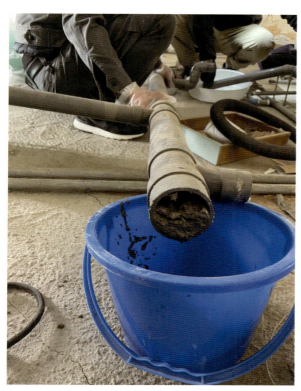
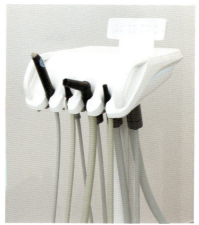

図1 歯科医院で長年使用されてきた排水管の内部
このような状態になると，衛生的安全性は確保できない．診療室のサクションホースの先の衛生状態にも対応が必要

①**排水路（図3）**
・サクションホース
・スピットン
・床下排水管

②**ラボで取り扱う物**
・印象体，印象トレー
・義歯やクラウンなどの技工物

図2 特殊な薬液を使用して衛生的安全性を確保する場所や物

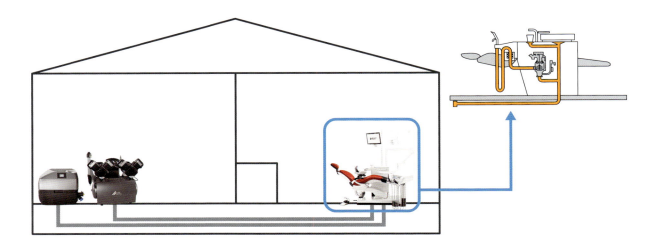

図3 排水路の管理ではサクションホースとスピットン，床下排水管を意識する

■ 水路の敵はバイオフィルム

排水管なんて，いままで意識したこともなかったです．図1の写真の排水管についた汚れは何ですか？

バイオフィルムです．

そうなんですか!?　バイオフィルムって排水管にも形成されるのですね．こんな状態だとサクションシステムを作動させても吸引できなさそう．

==排水管の内部には，吸引した血液や蛋白などの有機物が沈殿してバイオフィルムが形成され，悪臭や詰まりなどの原因となります．==
排水管が詰まるとサクションホースの吸引量が低下したり，場合によってはサクションシステム自体の故障につながったりするので，そうならないよう日頃からの手入れが必要です．

吸引量が低下すると，エアロゾル対策の効果も薄れてしまいますよね．それに，吸引している時に悪臭が発生したら，患者さんが来てくれなくなっちゃう！

洗浄・消毒を行っていない排水路　　洗浄・消毒が行われている排水路

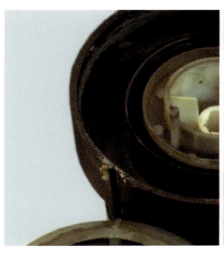
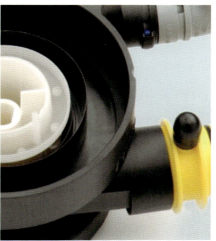
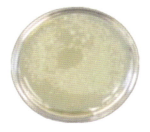
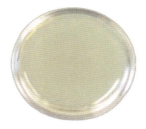

図4 洗浄・消毒の有無による排水路の汚染度の比較

カニューレが軟組織（頬粘膜や舌など）を吸引して閉塞されてしまうと，吸引した冷却水や血液，唾液が患者さんの口腔内に逆流する可能性があるという文献が出ています[1, 2]．

また，サクションホースが患者さんより上に位置づけられた場合や吸引力が弱い場合，汚染された液体が重力によってホースから逆流することが研究で示されています[3, 4]．

汚染された液体が口腔内に逆流するなんて，想像しただけで身震いします．どうすれば，排水路をきれいに保つことができますか？

バイオフィルムは排水管に水を流すだけでは取り除くことができません．かといって，ブラシで機械的に除去するわけにもいきませんから，バイオフィルムを除去できる洗浄消毒剤を使います（図4）．

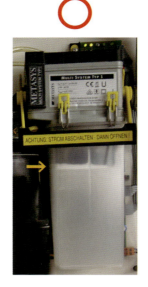
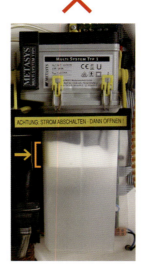
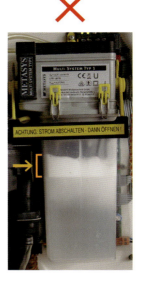

図5 洗浄消毒剤は泡立たないものを選ぶ

洗浄消毒剤を選ぶ際の注意点はありますか？

目的に合った洗浄消毒剤を選択することが大切です．最近ではエアアブレージョンを使用するクリニックも多いと思いますが，エアアブレージョンのパウダーも排水管内に溜まる可能性があります．血液や蛋白，バイオフィルムを除去したいのか，パウダーのような粒子を除去したいのかによって洗浄消毒剤の選択は変わってきます．

もう1つ，泡立たない洗浄消毒剤を使用することも重要なポイントです（図5）．泡立った洗浄消毒剤が，ユニット内の水分が入ってはいけない部分に侵入してしまうことがあります．また，泡がホース内に固着する可能性があり，そうなるとかえって排水管にバイオフィルムが形成されやすくなります．

当院では，サクションホースとスピットンの洗浄・消毒・消臭が確実に行えるDÜRR DENTAL の製品を使用しています（図6）．

■ 排水路の洗浄・消毒

サクションホースとスピットンの洗浄・消毒は毎日行うのですか？

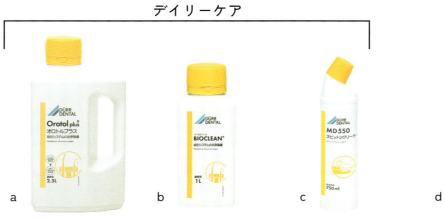
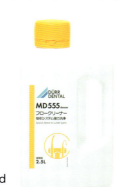

図6 サクションホースとスピットンの洗浄・消毒が行えるDÜRR DENTALの製品
a：オロトルプラス（販売：タカラベルモント），b：バイオクリーン（販売：ヨシダ），c：MD 550スピットンクリーナー（販売：タカラベルモント，ヨシダ），d：MD 555フロークリーナー（販売：タカラベルモント，ヨシダ）

毎日行うデイリーケアと，週に1〜2回行うウィークリーケアがあります．アヤカさんにやり方を見せてもらいましょう．

図7，8の手順でサクションホースとスピットンの洗浄・消毒を行っていきます．スピットンには，血液，水アカ，染め出し液や印象材が付着しているので，それらを除去できる専用の洗浄消毒剤を使うことが必要です．ガラスや陶器でできているため，研磨材が入っていると傷つくおそれがあります．

排水路のお手入れがメインになりますが，給水路の水にも注意を払いたいところです．診療が始まる前にはフラッシングを行って，給水路に滞留している水を排出しておきましょう．滞留している水は微生物の温床となっている可能性がありますからね．ドイツでは，フラッシングを約2分行うことが推奨されています．特に長期休暇などで久しぶりにユニットを使用する際はしっかり行いましょう．最近では，フラッシング機能が備わっているユニットも登場しています．

水路をお手入れするためのルーティンの一例を図9に示します．毎日の積み重ねが大きな安全をもたらしてくれます．

119

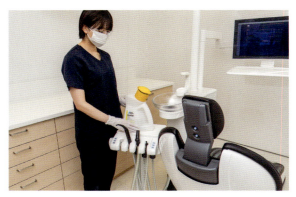
①サクションホースとスピットンの洗浄・消毒準備

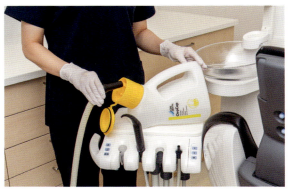
②サクションホースで洗浄消毒剤（オロトルプラスまたはバイオクリーン）を吸う

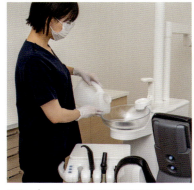
③スピットンに洗浄消毒剤を流す

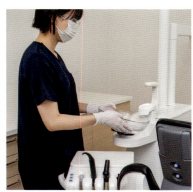
④スピットンをユニットから外す

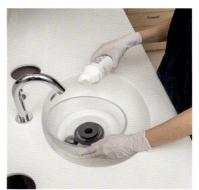
⑤スピットンの洗浄・消毒

図7 サクションホースとスピットンの洗浄・消毒（毎日）

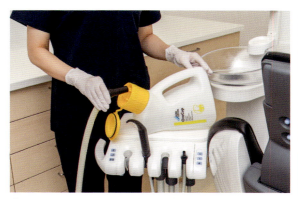
①サクションホースに強力な洗浄消毒剤（フロークリーナー）を吸わせ，30〜120分おいてから2Lの水を吸わせて洗浄消毒剤を洗い流す

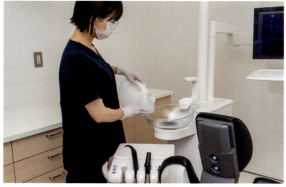
②スピットンに洗浄消毒剤を流してから，水を流す

図8 サクションホースとスピットンの洗浄・消毒（週1〜2回）

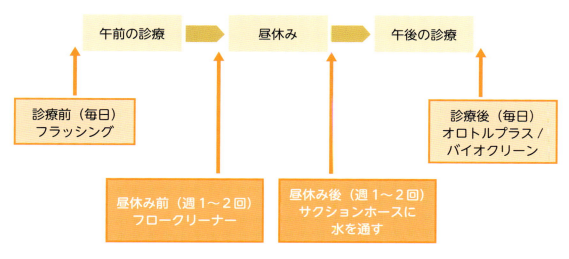

図9 給水路・排水路をケアするためのルーティンの一例

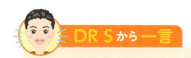

～機械室には何がある?～

皆さんは歯科医院の機械室に何の装置があるかご存知ですか？

機械室には，サクションモーターとコンプレッサーの2つがあります．サクションモーターは唾液や血液，治療器具から出る水を吸引する機械で，コンプレッサーは空気を送り込む機械です．タービンなどの回転切削器具は，コンプレッサーによって押し出された空気の力で回転しています．対照的な動作の2つの機械ですが，コンプレッサーも感染管理において重要な機械です．きれいな空気を送ることによって治療環境を汚染させないという点において，ドイツでは感染対策の1つの指標と捉えられています．

■ ラボで取り扱う物の洗浄・消毒

ラボでは印象体や印象トレー，技工物などから感染が広がるリスクをコントロールする必要があります．

たとえば，印象体は患者さんの口腔内で採得されるので，唾液や血液などに汚染されています．多くの歯科医院では院内で印象体に石膏を注ぎ，技工所に石膏模型を送っていると思いますが，印象体に石膏を流すスタッフ，石膏模型を扱う歯科技工士さんの安全にも配慮しましょう．

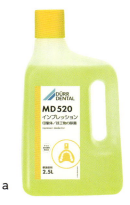 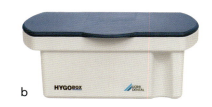 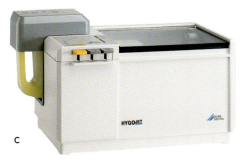

図10 印象体の洗浄・消毒に使用する器材
　a：印象体と技工物の洗浄消毒剤（MD 520 インプレッション）
　b：浸漬消毒用ボックス（ハイゴボックス）
　c：印象体の洗浄・消毒システム（ハイゴジェット）
（DÜRR DENTAL，販売：タカラベルモント，ヨシダ）

 そこまで考えていなかったかも……．印象体は水でサッと洗っておしまいにしていました．

 ドイツでは，ラボから院外に出すものは洗浄・消毒後に引き渡すことが推奨されているんですよ．

 ドイツはそういうところも徹底していますね．印象体の洗浄・消毒はどのようにすればよいのですか？

 薬剤に浸漬する方法と，専用の装置を用いる方法があります（図10，11）．薬剤の中には印象の精度に影響を及ぼすものもありますので，印象体専用の薬剤を使用してください．印象体の素材を確認し，最適な薬剤を使用して，安全に補綴治療を進めましょう．

 最近は光学スキャナーによるデジタル印象が普及してきています．感染対策の観点からすると，デジタル印象はアナログ印象より感染リスクが低く，より安全な手法と言えます．

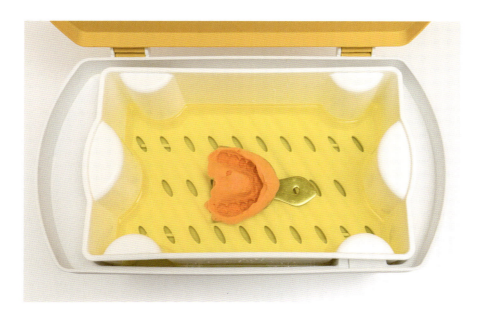

図11 印象体の浸漬消毒

〈マネジメントの要点〉

- ユニットから機械室に及ぶ排水の経路（サクションホース，スピットン，床下排水管）を意識して適切な手入れを行う
- ユニットの故障や管の詰まりが発生しないよう，日頃から洗浄・消毒の作業をルーティンに行う
- 院内で排水路の衛生的安全性を保つためのルール（いつ，何を利用して，どのように）を話し合う

■ References ■

1) Barbeau J, ten Bokum L, Gauthier C, Prévost AP. Cross-contamination potential of saliva ejectors used in dentistry. J Hosp Infect. 1998; 40(4): 303–311.
2) Watson CM, Whitehouse RL. Possibility of cross-contamination between dental patients by means of the saliva ejector. J Am Dent Assoc. 1993; 124(4): 77–80.
3) Mann GL, Campbell TL, Crawford JJ. Backflow in low-volume suction lines: the impact of pressure changes. J Am Dent Assoc. 1996; 127(5): 611–615.
4) Mielke M, Reitemeier B, Neumann K, Jatzmwank L. Zahnärztliche Absauganlagen – ein potenzieller Übertragungsweg für Hepatitisviren. Hyg Med. 2005; 30: 453–458.

おわりに

　感染対策とは，衛生的安全性を確保すること．

　本書を通じて，「感染対策は単なる掃除ではない」ことを理解していただけたのではないかと思います．

　感染対策は多岐にわたるため，本書ではその隅々まで解説しているわけではありません．大切なことは，本質を理解したうえで自ら答えを探し求め，少しでも理想に近づこうとする意識を持つことではないかと思います．

　ガイドラインはその道しるべになるもので，それを基に院内でのやり方やルールを考え，実践し，改善を重ねていく．これが感染対策の基本と言えるでしょう．

　感染対策は決して一人で完結するものではなく，チーム全体で取り組むことが重要です．皆さん一人ひとりの意識が変われば，自然とチームの姿勢も変わり，その結果，患者さんとスタッフにとってより安全で快適な環境が生まれます．

　また，感染対策をしっかり行おうとするとコストがかかると思われがちですが，長い目で見れば，むしろ効率的で持続可能な医院運営につながります．

　そして何よりも，この学びを「楽しむ」ことを忘れないでください．感染対策は決して堅苦しいものではなく，知識を深め，実践することで，やりがいを感じられる分野でもあります．本書が皆さんの意識改革のきっかけとなり，日々の診療に少しでも役立つことを願っています．

　最後に，感染対策を学ぶきっかけをくださった恩師である伊藤直人先生（伊藤デンタルクリニック）に深く感謝いたします．

佐野喬祐

索引

あ

アルコール手指消毒剤······················ 60
イクルスの原則······················ 10，70
インジケーター······················ 101
印象体······················ 122
ウォッシャーディスインフェクター··· 108
エアロゾル······················ 24，42
エアロゾルの感染様式······················ 28
衛生的安全性······················ 3
衛生的手指消毒······················ 54
エタノール······················ 71
汚染······················ 14

か

カニューレ······················ 34
カニューレテクニック······················ 34
芽胞······················ 96
換気······················ 41
環境表面······················ 64
感染······················ 16
感染経路······················ 16
感染症······················ 17
感染成立の3要素······················ 17
感染対策の3原則······················ 15
キャビテーション効果······················ 107
クリティカル······················ 82
グローブ······················ 61
クロックワイズシステム······················ 74
外科的手指消毒······················ 58
高圧蒸気滅菌器······················ 97，111
高圧蒸気滅菌器のクラス分類······················ 99
口腔外バキューム······················ 38

個人防護具······················ 39，45
コンタミネーション······················ 14
コンテナ······················ 92，93

さ

再生処理······················ 80
再生処理室······················ 112
再生処理の手順······················ 104
サクションシステム······················ 31
サクションホース······················ 119
シーリングチェック······················ 92
歯科用吸引装置······················ 38
歯科用ハンドピース再生処理機器······ 109
重力置換型······················ 98
宿主······················ 16
手指衛生······················ 46
手指衛生の目的······················ 49
手指洗浄剤······················ 60
手指用殺菌消毒剤······················ 60
消毒······················ 71，90
処置前洗口······················ 40
浸漬洗浄······················ 83
スイスチーズモデル······················ 9
スクラブ剤······················ 60
スタンダードプリコーション······················ 19
スピットン······················ 119
スポルディングの分類······················ 82
清潔域······················ 65
接触感染······················ 27
セミクリティカル······················ 82
洗浄······················ 70，87

洗浄消毒剤……………………………… 106

た

超音波洗浄機…………………………… 107
ツーハンドテクニック………………… 35
トラフィックライトシステム………… 85

な

日常的接触表面………………………… 67
日常的手洗い…………………………… 52
熱消毒…………………………………… 90
ノンクリティカル……………………… 82

は

バイオフィルム………………………… 116
排水路…………………………………… 114
ハインリヒの法則……………………… 8
バリアフィルム………………………… 77
ヒートシーラー………………………… 110
飛沫……………………………………… 27
飛沫核…………………………………… 27
飛沫核感染……………………………… 27
飛沫感染………………………………… 27
ヒヤリハット…………………………… 8
ヒューマンエラー……………………… 6
病原体…………………………………… 16
標準予防策……………………………… 19
フェイスマスク………………………… 39
フォーハンドテクニック……………… 35
不潔域…………………………………… 65
不顕性感染……………………………… 17
フラッシング…………………………… 119
プレバキューム型……………………… 98
包装……………………………………… 91

保護メガネ……………………………… 39
ポリューション………………………… 14

ま

マインド………………………………… 4
マネジメント…………………………… 4
無菌性保証水準………………………… 100
メソッド………………………………… 4
滅菌……………………………………… 94
滅菌バッグ……………………………… 92
滅菌保証………………………………… 100
滅菌ラップ……………………………… 92
滅菌ロール……………………………… 92

や〜わ

薬液消毒………………………………… 90
ラバーダム……………………………… 39
ラビング法……………………………… 58
リトラクター……………………… 35，38
臨床的接触表面………………………… 67
ワイプ……………………………… 72，76
　　──の作用時間………………… 72

数字

4 カラーシステム ……………………… 21
4 カラーシステム＋1 ………………… 22

欧文

A_0 値 …………………………………… 109
AKI ガイドライン ……………………… 13
CDC ガイドライン ……………………… 13
CO_2 濃度 ……………………………… 43
ECRS の原則 ……………………… 10，70
RKI ガイドライン ……………………… 13

【著者略歴】
佐野 喬祐(さのきょうすけ)
2013年　日本大学歯学部卒業
2015年　伊藤デンタルクリニック（神奈川県小田原市）勤務
2023年　東京都日野市にてE. Dental & Ortho開院

＜所属学会＞
European Association for Osseointegration
The European Society of Clinical Microbiology and Infectious Diseases

歯科医院の感染対策マネジメントブック
チームで取り組む世界基準のインフェクションコントロール　ISBN978-4-263-44752-9

2025年4月25日　第1版第1刷発行

著　者　佐　野　喬　祐
発行者　白　石　泰　夫
発行所　医歯薬出版株式会社

〒113-8612　東京都文京区本駒込1-7-10
TEL（03）5395-7638（編集）・7630（販売）
FAX（03）5395-7639（編集）・7633（販売）
https://www.ishiyaku.co.jp/
郵便振替番号 00190-5-13816

乱丁，落丁の際はお取り替えいたします　　印刷・木元省美堂／製本・榎本製本
© Ishiyaku Publishers, Inc., 2025. Printed in Japan

本書の複製権・翻訳権・翻案権・上映権・譲渡権・貸与権・公衆送信権（送信可能化権を含む）・口述権は，医歯薬出版㈱が保有します．
本書を無断で複製する行為（コピー，スキャン，デジタルデータ化など）は，「私的使用のための複製」などの著作権法上の限られた例外を除き禁じられています．また私的使用に該当する場合であっても，請負業者等の第三者に依頼し上記の行為を行うことは違法となります．

JCOPY ＜出版者著作権管理機構 委託出版物＞
本書をコピーやスキャン等により複製される場合は，そのつど事前に出版者著作権管理機構（電話 03-5244-5088，FAX 03-5244-5089, e-mail：info@jcopy.or.jp）の許諾を得てください．